EMBRACE
DEPRESSION

拥　抱　抑　郁

王璐　著

重庆出版集团 重庆出版社

图书在版编目(CIP)数据

拥抱抑郁 / 王璐著 .— 重庆: 重庆出版社, 2020.2
ISBN 978-7-229-14354-1

Ⅰ.①拥… Ⅱ.①王… Ⅲ.①抑郁症—防治
Ⅳ.①R749.4

中国版本图书馆CIP数据核字(2019)第177882号

拥抱抑郁
YONGBAO YIYU
王 璐 著

插图绘画:严 峻
插图监督:刘文韬
责任编辑:李 斌 刘 喆
责任校对:刘 艳
封面设计:邹雨初
版式设计:米 米

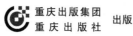
重庆出版集团
重庆出版社 出版

重庆市南岸区南滨路162号1幢 邮编:400061 http://www.cqph.com

重庆友源印务有限公司印刷
重庆出版集团图书发行有限公司发行
全国新华书店经销

开本:889mm×1194mm 1/32 印张:7 字数:150千
2020年2月第1版 2020年2月第1次印刷
ISBN 978-7-229-14354-1

定价:42.00元

推荐语

我与作者是 20 多年的忘年之交。从知道她患抑郁症开始，就见证了她用瘦弱的身躯与病魔抗争的过程。直到看完了《拥抱抑郁》手稿后，我才明白，只有跟病魔和平相处才是战胜病魔的最好办法！

作为曾经的医院管理者，我认为此书可以作为医学生的参考书，精神心理专业的必读书，也是对社会大众有价值的科普书籍。作者用亲身经历告诉大家，抑郁症不可怕，可怕的是不敢去面对和拒绝专业治疗。抑郁症不可耻，更不是失德，它只是精神系统的"感冒"，正规用药后能够好转甚至康复。这是本书最大的价值。

王卫东［主任医师，教授，原第三军医大学（陆军军医大学）新桥医院院长］

　　任何情绪都没有好坏之分，都是人所具有的本能反应。我们不能排斥情绪，需要学会如何面对、如何和情绪相处，并且看到情绪背后的正面价值。抑郁其实在提醒我们如何更好地接纳自己、爱自己。

　　王璐女士的"拥抱抑郁"正是看到了这份价值，相信她的这份坎坷经历会帮助更多的人走出抑郁。

　　贺文广（山西省忻州市神经官能症专科医院院长）

序
以蓬勃的生命力，绽放最美的样子

冯正直，基础心理学博士，博士后，第三军医大学（陆军军医大学）心理学院院长，教授，心理学博士研究生导师。

在2019年第一个月圆之夜，我在灯下品读《拥抱抑郁》，随着作者的独特人生故事，去感受与经历一段痛心绝望、跌宕起伏、蜕变重生的美好与喜悦。一个如正常人一般活在别人的世界里，却在自己的世界里痛苦着的人，以怎样的动力活出生命本身的样子，这本就是一段珍贵的生命故事，绽放出生命的芳香！

读完全书，已是深夜，一个个灵动的画面不断在我眼前闪现，有四个词组跳进我的心里，惊喜地舞蹈着——对，她就是这样的，故事就是这样的！

第一个词组是：觉察与自省。我看到故事中的人具备一种清晰地认识自我的意愿和能力，会用心去了解我们自己是什么样的人，别人眼中的我们是怎样的人，经常与自我进行对话。作者首先是对自己身体与情绪有主动的觉察，"经常会因为一些琐事而沮丧或是灰心"，敏感而准确地了解自己的情况，用一名职业法律人的能力来"判断"自己情绪与身体问题可能的原因。正如作者所写："伤害我们的并非事情本身，真正使我们恐惧和惊慌的，也并非外在事件本身，而是我们思考它的方式。"

第二个词组是：忍耐与享受。你知道，现在的你很难！你也知道，你不着急！一切都是最好的安排，每一段艰苦与磨难，因为支持与陪伴，你可以做到尽情享受！正如作者在书中写到的："与其说陪着妈妈开会是打发时间，不如说在这个过程中我学会了忍耐和等待，学会了'享受当下'！也只有具备这种'享受'意识，才能几小时的静候，这也养成了我心静如水的性格。"即使在地狱（抑郁）中，每一个人都可以用自己独特的视角去发现和体验，用自己丰富的人生境遇，书写属于自己的人生故事，并传播健康知识。

第三个词组是：突破与蜕变。每一次创伤都是一种成熟；每一种成熟，都是幸福的预兆。作者在面对突如其来的打击与不堪重负的痛苦时，一次次地突破与蜕变，面对着，接受着，也幸运着！文中写道：突破，其实就是从解除自我设限的枷锁开始。作者努力调节心态，使生活充满情趣，增强治病信心又提高生活质量。于是，一个内心充满力量、带着温暖和善意的美丽女士与抑郁症倾情相拥！

第四个词组是：执着与灵活。执着，是对生命最本质的坚守；执着，使人历经千难万险而无悔。本书中的执着最吸引我的有两个地方，一是执着于工作，我看到一个勤于思考、拥有执着较真性格的人，在公诉席上善于攻守互动、以攻为主，公正严密；另一个是执着于书写，写日记、写文章、写书，以淳朴之心在书写生命的故事，书写心灵的成长！最终作者以心理的灵活绽放出美丽的芬芳。

作者知道了生活的真相，仍以无畏的勇气热爱生活。让抑郁在拥抱中柔软，让心灵在接受中放下。

当我们用心灵去书写，用真情去感受，用智慧去品味，生活的苦便有了力量；当我们用温暖去拥抱，用信心去面对，用爱去支持，故事的魂便积极地生长！

目录

楔子

你理解"太阳是灰色的"的感受吗？

你理解对外界没有任何兴趣时的痛苦吗？

你理解全身疼痛但又查不出任何生理性病变时的恐惧吗？

世上最大的病痛就是无法表述症状，或者说表述出来却不被人理解，甚至误解。

有一种病人，他们就在饱受着这些痛苦的纠缠。他们如正常人一般活在他人的世界里，却在自己的世界里痛苦着。这就是抑郁症患者。

世界卫生组织（WHO）在20世纪末曾发出这样的警告：在21世纪，抑郁症将代替心脏病，成为世界第二大疾病！

这绝不是危言耸听！

然而，这样一个危及人类生命健康的疾病，却游离在主流医学的边缘，甚至不被病人本人所接受。

很多人，甚至一些有着医学经验的非精神病学或非心理学专业人士，对抑郁症的认识也只停留在"心理病"层面，草率地认为是"性格"或者心理因素使然。

这种误解，正是抑郁症患者最大的痛苦——一方面病魔不断吞噬着患者，另一方面医学又似乎无能为力。

首都医科大学精神病学系副教授姜涛说，中国抑郁症患者可能高达8000万，其中更有15%的人自杀了。[1]

死亡率是判断一种病症对人类危害程度的主要指标之一。有资料统计显示，在中国的自杀和自杀未遂人群中，有50%~70%是抑郁症患者。这一数据仅次

---

[1] 2017年8月10日，健康时报网，大夫说(第84期)，《抑郁症，你真的误解了》。

于心脏病，位居全球疾病死亡率第二位。[1]

加拿大学者费立鹏于2009年在《柳叶刀》上发表的流行病学调查显示，中国抑郁症的患病率为6.1%，据此推算，中国目前的抑郁症患者已达9000万，95%的抑郁症病人不会来看医生，也就是临床只能影响5%的人。

2013年1月8日，广州市公安局党委副书记、副局长祁晓林自缢身亡，终年55岁。[2]

从官方公布出来的资料显示，"祁晓林在自杀前毫无征兆"。1月8日下午，广州市公安局中层干部组织集体民主评选干部。"当时，祁晓林与其他局领导一起坐在主席台上。当验票时，他离开了会场。"验票结束后，工作人员去通知他继续开会时，却在祁办公室的

① 2017年7月24日，人民健康网，《找回被偷走的快乐，抑郁症专家姜涛来和你谈心》。

② 来自凤凰网资讯版 news.ifeng.com，2013年1月9日。

卫生间内发现他已自缢身亡。

看及至此，我的第一反应是，此人很可能因患"抑郁症"而自杀!

那么促使祁晓林自杀的外力是什么呢?

这条报道的字里行间还夹杂着这样的讯息："祁晓林性格内向、什么事情都不愿说出来。他颈椎部位经常有疼痛，一直睡眠不好。听他家人说此前已发现他患有抑郁症。"

因此我推断，抑郁症就是这个"外力"的主要构成因素。

我认为，人在决定要以自杀的方式结束生命时，多半是在病态下做出的选择。

祁晓林选择在工作中自杀，反映出他意欲自杀的念头已酝酿很久，且决绝地付诸实施。因为这种情况下实施自杀行为，最不易被发现，也最容易实现。这正符合抑郁症患者的自杀行为特征。这条消息后面的跟帖内容中，有的惋惜，有的同情，但更多的是猜测其畏罪自杀，足以看出民众对抑郁症的认识远没有对贪腐的认识程度深。

中国历来认为逝者为大，也没有必要去打扰一个已经安静的灵魂。

我说这些不是想为那些自杀的官员，尤其是那些有贪腐之嫌而自杀的官员辩护，而是想呼吁社会高度重视精神卫生健康，呼吁人们对抑郁症有一个正确的认识。

什么叫"正确地认识抑郁症"呢？就是当我们患了抑郁症后，就像面对感冒、发烧一样，不紧张，不恐惧，主动求医问药，并且自信地认为，"只要我吃下这粒药片，我的症状就减轻了，我的病就会好了"。倘若民众对抑郁症的认识度、接受度到了此种程度，抑郁症的危害才真正被社会大众认清了。

从已报道的文章中可以了解到，一半以上的抑郁症患者有自杀想法，其中有15%的抑郁症患者最终以自杀结束生命。

显然，一味靠意志力去"抗病"，是极不明智的做法。

早在20世纪末，国际抑郁症会议（伦敦）就曾发出警告："在今后20年内抑郁症将对各国卫生保健领域造成巨大负担，且将超过癌症，成为仅次于心脏病的世界第二大疾病。"抑郁症还被冠以"世界上第一号心理杀手"之名。目前全球有超过3亿人患有抑郁症，我国大约有9000万人。

然而，正如前文所讲述的，老百姓对"抑郁症"的认识还不充分。对于患病的当事人而言，受制于社会氛围的不理解和个人知识经验的不充分，难以承认自己是抑郁症患者，更难以积极主动寻求治疗。不仅如此，许多患者还会在自己得了抑郁症后，产生严重的"病耻感"。

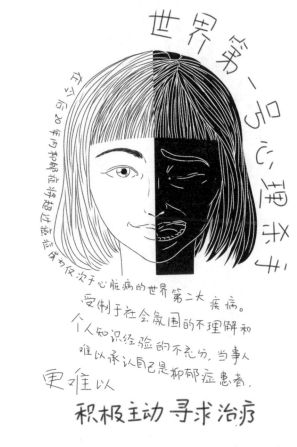

世界第一号心理杀手

据推测 20 年内抑郁症将超过癌症成为仅次于心脏病的世界第二大疾病。

受制于社会氛围的不理解和个人知识经验的不充分，当事人难以承认自己是抑郁症患者，更难以

积极主动寻求治疗

2011 年 10 月，中国"首届抗抑郁药物论坛"在上海召开，会上公布了一组数据：全国地市级以上非专科医院对抑郁症的识别率不到 20%，抑郁症误诊率达 50%。①

我也是一名抑郁症患者，曾经有着强烈的自杀意念和对自杀细节的模拟经历。虽然现在我已经从对抑郁恐惧的沼泽中走了出来，但是至今仍在接受抗抑郁治疗。

就在我写下这些文字时，抑郁的负面情绪还在不断袭击我。正如把一个体质虚弱的人放在流感病菌的包围中，迟早会引火上身一样，在我写作的过程中，那股莫名其妙的情绪低落感会时常找上门来，拖我回到苦海。

写书的过程是痛苦的。这种痛就像要不断扒开结痂的伤口。曾经有大半年的时间，我不敢打开电脑中

---

① 中国网络电台,2011 年 11 月 13 日发布。

的文档，不敢触及这个话题，甚至连想都不敢想。每当触及这个话题，我的全身就禁不住直冒鸡皮疙瘩，四肢酸软发麻，直到全身无力，瘫在床上。

我之所以决定要坚持把它写完，是因为伴随着我的写作，有许多患抑郁症的朋友找到我。在他们知道我有这个病后，潜意识里，他们认为我能够为他们提供脱离苦海的绳索。

我想通过我的努力，呼吁更多正在受抑郁症煎熬的人勇敢地直面它、接受它，并积极地接受治疗，学会与"抑郁"和平相处。我也想通过我的故事，让更多的人知道，人不仅身体会染上疾病，心理也同样会生病。就像我们的呼吸系统受到感染会感冒一样，我们的神经系统也是会受到感染而"感冒"的。得了心理病，千万不要有病耻感，以免带来更大的心理负担。

我还想告诉那些抑郁症患者的家属，如果你正在陪伴一位可能患上抑郁症的家人，首先要及时劝他们去专科机构就诊，按医嘱吃药。其次是务必耐心陪伴他们。虽然抑郁症病人会表现出很多性格上的怪诞，但这绝不是他们的真实表现，而是一种"病态"。要理解和包容他们，要给予他们更多的耐心和爱。再次，家属还要多了解这个病的康复医疗知识，要尊重患者对自己身体状态的描述。他们可能会说"我全身长刺了""我的头被铅浇筑""我觉得活着太没意思"……当你听到这些时，千万不要埋怨，更不要指责他们。要学会读懂抑郁症患者的"求救信号"，避免在无知中让亲人走上了绝路。

我在本书中总结了一些与抑郁症识别、治疗、康复护理有关的小知识，以期帮助有需要的人。

在这里，我必须要说明，我不是精神病学专家，也不是心理咨询师，对抑郁症的病理原因和治疗方法，我无法提出专业意见和建议。在本书中，我只将自己的生病经历和感受以及接受治疗后的效果讲述出来，让大家看到一个积极接受治疗的抑郁症患者的"重生"。

我希望读者朋友在看完了我的故事后，能够对抑郁症有正面的了解，对身边的抑郁症患者报以正确的态度，对那些因抑郁症而自杀的患者报以客观的认知。我也希望，在你不幸患上抑郁症时，不要惊慌，更不要恐惧和束手无策。因为抑郁症是可治之症，患症与否，更与你的道德品行无关。

我

在同事们的眼里，我是一个爱说爱笑、兴趣广泛、追求时尚、心直口快的女性。

我的星座是"金牛座"。在网上很容易搜到关于"金牛女性格"的评价：过度追求完美……经常会因为一些琐事而沮丧或是灰心……对事先经过自己妥善计划的工作，能贯彻到底，并发挥所长……

这些无疑与我的性格很相似。

我在生活上要求精致，在工作上也精益求精。

【完美主义】

当事人不管在做什么事情的时候都追求极致、精益求精。拥有这种完美主义性格的人由于对自身要求极高，总是能让自己拥有高质量的生我21岁工作，25岁结婚，26岁生子。在人生的每个阶段都没有缺课。不管在外人看来，还是在我自己看来，这样的前半生是完满的。

然而当外在越是光鲜的时候，我的内心越是变得焦躁不安，有时又郁郁寡欢。

尤其在每日的清晨，我总感觉心里像是嵌着一只长满了刺的榴莲果，毛毛躁躁，没着没落。这感觉又像是猫抓人那般，又痒又疼，无可奈何。

这时的我睁开眼睛看到什么都不顺眼：凳子上四处摆放的衣物让我心烦；床铺上未铺整齐的床具让我心烦；就连四周的墙壁都让我躲

活，在事业上也会比平常人更容易成功。

然而，由于高标准完成起来难度巨大，所以这些人并不是每次都能达到自己的预期目标。在面对理想和现实的落差时，完美主义者往往更容易产生焦虑或抑郁的情绪，这些负面情绪一旦在心里堆积起来，就很容易成为各种心理疾病的导火线。

闪不及，仿佛它们在不断地挤压我的空间，让我无处可藏。

我就像待在一个古怪而嶙峋的洞穴里，满眼的人和物都冲着我狰狞地作怪。我被这黑暗、潮湿的洞穴压得窒息，唯有歇斯底里地发泄才能不至于头脑一片空白。

我会冲着身边能喘气的任何生物发火：指责丈夫袜子没穿好、衣服款式不对、头发没有打理整齐；指责儿子把牙膏弄到袖子上、牛奶洒了一地、红领巾又戴歪了、裤子的前门拉链没有拉上；就连盘踞在床前睡懒觉的猫咪也未能幸免，追得它四处逃窜……

整个房间充斥着我高八度的声音，气氛异常紧张，连猫咪也大气不敢出。

这样的氛围，要么等我出了门，要么等他们出了门，才能得以缓解。于是，丈夫、儿子每天争先恐后地"逃离"这个家。

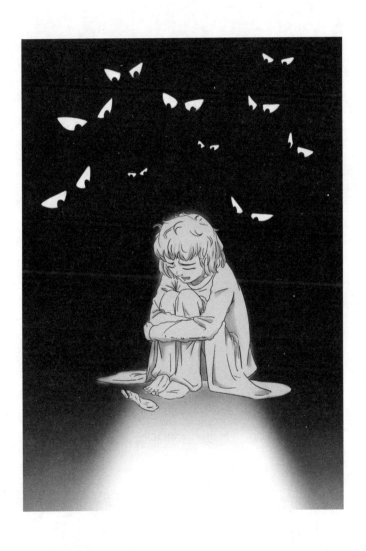

　　一般情况下，丈夫能克制自己尽量不发火。他知道等我出了门或者挨到中午以后，另一个和善的笑眯眯的"我"就"回来"了。可如果哪一天正好遇上他的心情也不好，那么"战争"就会爆发。

　　这一战，就像高压锅内的压力达到饱和时，一定要泄阀一样，那是何等的不容商量且是排山倒海、不遗余力的发作！

　　"泄阀"之后，生活又趋于平静。但新的压力又在重新酝酿。我的烦躁和郁闷就这样周而复始地运转着。我的发泄和家里的"战争"也在不断地反复。

　　有一次，丈夫恶狠狠地扔下一句气话，夺门而去："赶紧去金紫山看病！"

　　从常理上看，我没有不快乐的理由。我也时常扪心自问："有什么好心烦的？"

　　我的家庭圆满，儿子健康成长，丈夫事业有成，生活不愁吃喝……

我自己的事业也小有成就，单位里领导和同事对我的工作认可度颇高……

人生中让人力不从心甚至难以左右的事情好像都与我挨不上边。从这个意义上讲，我的心烦就是"自寻烦恼"！

平时，我就像一个吹胀了气的气球，风风光光地在世人面前招摇。背地里，则像泄完气的气球，干瘪着皮囊无精打采。

我不能让他们看见我真实的内心。每个人都有一个孤独的自己，我要让这个自己静静地待在心窝深

【不被理解的"自寻烦恼"】

一些心理学家认为，导致人们产生这种自我摧毁感的关键因素之一是内心缺少归属感。这种归属感的强弱很大程度上来自于一个人对社交圈的融入程度。

由于工作和家庭环境的差异，朋友们都没有办法理解当事人不开心的原因。于

是当事人便没有办法向他们倾诉自己的不悦，总觉得周围的人都不懂自己，因此几乎不能在社交圈里找到归属感。

研究证明，一个人的社交关系越紧密（能够理解自己内心想法的人越多），那么他选择自杀的概率就会大大减小。因此，如果有朋友突然向你诉说自己的苦衷时，不要轻易地反驳他们，应尽可能地站在对方的立场上想一想。因为你可能就是使他宽慰的一个重要因素。

处。于是我总是笑呵呵地对待身边的每一位同事、领导和朋友。

然而，每天晚上我都承受着针刺般的头痛"假睡"；早上一睁开眼睛又心烦意乱；外界所有的一切都在刺激我的情绪，让我为之动怒或不满。

我要么焦躁不安，要么伤感落泪。焦躁时我恨不得上房揭瓦，伤感时豆大的泪水又会不由自主地涌出眼眶。这就是我的真实情绪。

一天当中，午后到晚饭前的这段时间是我的情绪最舒畅的时候。此时回想起早上发生的争吵，自己也觉得毫无意义，心里的荆棘和野草也不翼而飞了。那些散乱的物件在我的眼里也不再张牙舞爪；儿子始终没有戴正的红领巾也不那么让人心烦了；丈夫油腻腻的头发也不那么难看了；被儿子弄在袖口上的牙膏和洒在地上的牛奶也都不那么恶心了；甚至连猫咪也变得温顺了。

其实，与清晨相比，所有的外部因素都没改变，只是我的心情变了，所以外界也就不让我那么心烦意乱了。

我开始渐悟，这些"烦躁""焦虑""伤感"，都源于我的脑子里或者身体上的某种反应，而不在于外界发生了什么。

我开始意识到自己的这种发作是一种病态。

一天或几天中，我的情绪会在"发怒"和"后悔"中不断穿梭，就像大街上穿梭的车辆一样。

【发怒与后悔的坏循环】

思维反刍（rumination）是抑郁症患者的常见表现之一，是指当事人沉浸在反复思考负面情绪和这些情绪带来的影响的状态中。负面情绪包括无助、焦虑、自责等。当事人不但专注于这些情绪，还会思考生活各方面将怎样被这些感觉影响，比如会认为工作能力不如从前、家庭关系破裂、自信心受挫。除了已发生的事情，他们也会思考若将来发生坏事，自己是否能够解决。

因此思维反刍不仅是一种思维表现，更是一种思维方式。当当事人采取这种思维的次数越多，便越习惯这样的方式，越是反刍便越不能以积极正面的态度来看待事物。这导致当事人一步步深陷于自己的负面情绪中难以自拔。

然而车辆的穿梭可以满足人们的交通需求，而这种持续的情绪跌宕，除了消耗人体的能量外，就是削减大脑中的自信，挫败我对事物的正常判断能力，从而难以辨别哪些情绪是正常的反应，哪些是病态发作。

我曾经是一名职业法律人。在这个工作任务繁重、工作节奏紧张的行业里，"判断"是基本功。职业要求我要具备组织语言的判断力、逻辑思维的判断力、组织指挥的判断力、记忆思考的判断力……一旦判断的能力减弱，我的自我评价必然会随之递减。我逐渐发现难以找回以前的自己了，我对自己很失望，自我评价越来越低。

我怀疑自己，怀疑自己的办事能力。这种怀疑更令我对自己失去信心。我也担心自己的这种异常变化被别人发现。于是我不断地在外人面前伪装自己，强颜欢笑，强打精神。

我渐渐发现自己不再像以前那样处事果断，时常会对一些小事犹豫不决。就连接打电话这样的小事，都会让我在心里反复掂量，甚至不愿意接听电话。

我已经不记得从多久以前开始，只要一回到家里，我做的第一件事就是关手机。

我怕听到手机铃声，更怕在电话里谈论事情，仿佛用声带发出声音、张嘴说话都是十分消耗体力的事情。我担心有人会打电话到家里来，于是我会对家里人说，"如果有电话找我，就说我不在"，以至于只有几岁的儿子会嘲笑我："妈妈又在撒谎!"

面对儿子的"质疑"，丈夫会对他说："有时，我们大人会因为种种不得已而说一些善意的谎言。"

在朋友眼里，我没有理由不快乐：父母健全，殷实富足，事业小成，典型的21世纪中产阶级的生活品质。这样的条件，还不快乐，那真是庸人自扰!

所以我不能对他们表露出我的不喜。也许正是这样，更加重了我的不快乐!

与此同时，我发现自己的自我能动性也受到了很大的限制。我不愿意去做任何有挑战性的事情。无论我做什么事都需要使出超人的力量。

"懒"，是我大脑意识里的唯一信号。懒得动，懒得思考，甚至一些基本的生活起居的事情，对我而言，此时都觉得"攻苦茹酸"。

我的语言表达不再伶俐。经常会出现词不达意的情况，语言编码严重受阻。我的记忆力下降也十分严重。昨天记得十分清楚的事情，相隔一夜后就变得模糊不清甚至干脆忘得一干二净。就连座机号码这样的8位数，不知从什么时候开始也不能"过目不忘"了。

我逐渐变得人为地放大问题，且往往是对不良后果进行放大。正常人可以应对的困难，对于我来说已经是不可解决的难题了。

我会不断地揣摩别人不经意间的一句话或者某种意图，尽管事实远没有我想象的那样严重。

我像"工作狂"那样，一丝不苟地处理每一件事，近乎"强迫"的地步。我不能容忍把"今天"的事情拖到明天，但哪些算是"今天"的事情，又怎能尽数呢？于是，我会在大脑里不断地反复再现"今天的事有哪些"……我会这样反复地提醒自己，生怕漏掉针头线脑的事情。

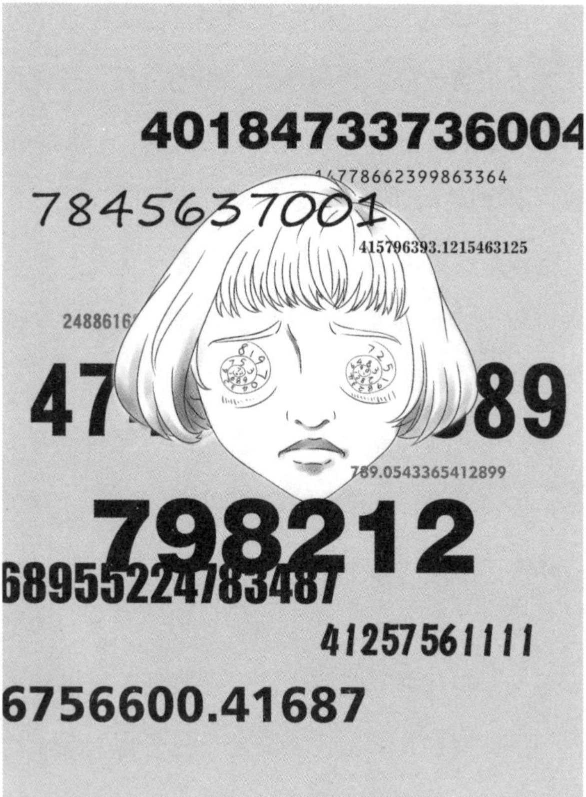

　　我也会暗示自己，"好记性不如烂笔头"。在我的手提包里总会有一个精致的小笔记本。哪怕是手机有了记事本功能后，我的"本本控"或者"笔头控"的习惯仍然伴随着我。我认为记录的过程本身就是一种

【帮你认识"情绪低落"】

　　情绪低落是抑郁症的特征性症状之一。所谓情绪低落，是指在一段时间内（通常为两周及以上）的情绪持续消沉、不愉快。患者常常无明显原因便感到心情特别沉重、悲伤压抑，忧心忡忡，自己似乎已被痛苦压垮，愁眉苦脸，唉声叹气，有时还伴有流泪……此外，不愉快感还经常让他们的思维也带有抑郁色彩，表现为自我评价过低，缺乏信心，沮丧、无望、绝望，反应迟钝，注意力难以集中，并且对任何事物都失去兴趣，感到不满足、孤独、无欲等。但是大部分患者都会巧妙地掩饰这些异常情绪，只有极少数患者会主动倾诉内心的抑郁情绪。

　　思考能力、注意力和记忆力减退，精力缺乏、思考困难和行动迟滞通常被称为精神运动性抑制，是抑郁症常见的症状。

强化记忆，哪怕我很少去翻阅那些"本本"。

早晨是一天中最忙的时候，要开会，要布置工作，要听取汇报，要讨论案件……面对这样紧张的节奏，我的大脑却不听使唤，强烈的困意和无力感席卷而来，但是我又不能躺下。于是，我增加了茶杯里的茶叶数量，养成了喝早茶的习惯。我要让自己在工作之前进入清醒状态。

为了调节心情，我喜欢上了各种色彩样式的杯子。五颜六色、形状各异、材质缤纷的杯子布满了我的茶几。

由于上午喝了太多的茶，又直接导致我中午无法进入午睡。脑神经在茶多酚的刺激下处于极度兴奋状态，加之整个上午的紧张节奏，即便身体躺在床上，可脑子却停不下来，像过电影一样地闪现上午所经历的事情。在这样的状态下，我不可能进入睡眠状态，连浅睡眠都不可能。这样一番折腾，下午的工作状态比上午更差。为了能够保持下午的继续清醒，我必须重新泡茶，继续刺激渐渐松弛的脑神经以保持高昂的斗志。

这样严重的恶性循环，不影响晚上的睡眠那才是天方夜谭。

我还会在夜里睡着后，突然想起"白天没做完的事"或者"明天将要做的事情"，然后翻身爬起，将它们记在本子里。

在一夜之间，我要翻身爬起来数十次。很多时候，在黑暗里思路清晰的事情，在打开灯的一瞬间却了无踪迹。光线成了阻断记忆和思维的锯齿。

我害怕开灯那一瞬间的刺激。

【浅说睡眠障碍】

临床研究发现，除了白天摄入的咖啡因以外，抑郁和压力对睡眠的影响也很大，尤其是压力引起的侵扰性想法（intrusive thoughts）更是睡眠障碍的一大诱因。侵扰性想法包括未完成的工作、人际关系烦恼和对自身的反省等等。

对于个体而言，在尝试入睡时，脑中的想法和思维片段无法控制地冒出来妨碍我们进入睡眠，因此被形容为"侵扰性的"。

这些脑部活动的证据都被反映在仪器中——脑电图（EEG）显示，有"压力荷尔蒙"之称的皮质醇，在失眠者的睡眠过程中要比一般人活跃，进而影响睡眠质量和时间。

只要条件允许，我就尽量减少开关灯的次数。白天我会尽可能让房间的光线暗下来，一层窗帘不行我就加上一层。晚上甚至不开灯。

我最希望自己待在黑暗的屋子里，这样我就可以不去考虑他人的感受，按照自己舒服的方式待着。

2006 年至 2008 年底，因为工作需要，我去了离家 50 多公里的区县工作。

工作中的我，有多种角色，多数是跟我的本性很不合拍但又必须去扮演的角色，如此一来，我的大脑负荷更加超载。

记不得哪位心理学家说过，一个人如果他的本我性格与赖以谋生的工作角色恰好合拍，此乃人生最幸福的事情。而此时我的本我与工作角色相距甚远，为了适应工作，又不得不在两种角色中转换。这样，当别人只需消耗一个单位的能量时，我却要消耗翻倍的能量。这不仅让我的体力不支，更让我心力交瘁。

那段时间是我游历苦海时最难熬的日子。

我的宿舍在一个小区的6楼，是一套被我收拾得精致而干净的小屋。

不知从什么时候开始，我变得害怕那个小屋，害怕那条必经的狭窄楼道和梯步。每次走在楼道上，我就仿佛进入了狭窄的墙缝，快要把我挤压成面条，我瘦小的身子就在这缝隙中艰难地寻找栖息之处。说来也怪，在我看来，梯步也越来越高，高到我要费力气抬高腿才能踏上一层层梯步，而不至于绊倒。

一个正常的上楼行为，在我看来已是强烈的有氧运动。每次我爬上 6 楼，都会气喘吁吁、双腿发软、心动过速。

每天下班我都要在这样的心情和体力运动中登上 6 楼。回到房间后，外面的一切我都不愿意在脑子里再现。

这可怕的日子，一天尚难以忍受，而当时的我，每天都是如此。

【难以忍受的躯体劳累】

对于抑郁症患者来说，忧郁和压抑的情绪是每天要面对的一大负担，但生理和躯体上的痛苦则是日常里往往易被忽视的因素。

抑郁不仅给患者带来心理与情绪上的不适，更为糟糕的是它往往伴随着一系列生理上的躯体症状，并且这些症状常常难以得到准确的临床诊断和医学解释。由抑郁引起的常见躯体症状包括但不局限于：躯体疼痛（包括头、背、肩等）、眩晕、疲倦和胃部不适。

很多理论尝试从不同角度来解释抑郁等心理症状和躯体症状之间的关系。例如，症状感知理论

（Symptom perception hypothesis）从情绪与认知角度解释了心理因素对身体症状感知的影响。他们认为，患有抑郁症的人往往有自我归因的特质，自我归因特质既是抑郁的一个成因，也是抑郁病症的一个表现。自我归因的表现为，具有抑郁倾向或情绪的人拥有更高程度的自我关注（self-focus）倾向，他们更容易将认知集中到自己身上。这样的特质全方面地影响了他们对外界刺激的反应，这不仅表现在对日常生活事件的感觉上，亦体现在了他们对身体刺激的感觉上。当他们接受到不适的躯体刺激时，自我关注特质的作用既放大了他们的消极情感，亦增加了他们对刺激的感觉。对于有自我关注特质的人来说，他们对外界环境的关注受到了抑制，以至于他们对来自于躯体的刺激更为敏感。

又不知从什么时候开始，我特别害怕屋子里朝江的阳台。因为我从小就有严重的恐高症，所以平日里很少去阳台。后来的某一天，我在深夜醒过来时，站在阳台上，突然产生了强烈的向着江边飞去的冲动和欲望……事后，一身的冷汗湿透了我的睡衣。

我甚至看见一道耀眼的光在引导我去一个地方，有个声音在对我说："去吧！到了那里你就安全了！"

从那以后，我对声音、光线和温度都出现了异样的敏感。

我怕风，哪怕是吹一口气这样的风量，都会让我浑身起"鸡皮疙瘩"。

我怕声音，即使面对面坐着的人对我用正常的音量说话，我看着他的口型却仍感到他在对着我大声吼叫。

走在马路上，汽笛声或马达声，就像乱箭穿心般，会锥痛我的心脏。

我怕光，阴霾的天气会引发我的忧郁情感，但是晴天里的太阳光，又会像一把把锋利的刀，剥离我的视网膜，使我感到被撕裂般的疼痛！

于是我躲进房间里，躲进被窝里，躲进自己的梦中。只有这样我才感到安全。有时候我会主动去找那种伤感的感觉，因为，在这种心境下我会有一种"痛并安全"的感觉，似乎在这种"痛苦"中，可以产生对现实处境的自我原谅和解脱感。

这样的生活让我心生抱怨——外界如此不待见我。我甚至伤感自己怎么这么倒霉！我需要找一个自己感

【感觉过敏】

抑郁症患者的感觉过敏表现在以下几个方面：①感觉敏感。外界环境对部分患者的心境有很大的影响。他们可能对关门声、小孩哭叫声、说话声都感到刺耳，觉得心烦意乱。有时，患者甚至会对一般强度的光照、一些微小的声音都感到不能承受。此外，他们对自己身体的感觉也过度敏感，只要躯体稍有不适就会忍受不了。②感觉减退。也有些患者对外界刺激的感受能力下降。他们可能会有自伤甚至自杀行为，而没有疼痛的感觉。

觉安全的方式去排解这种不满，于是我让自己久久地
躲在黑暗的梦境中，在紊乱的睡眠节奏中聊以自慰。

　　抑郁这只魍魉正在悄然潜入……

抑郁不期而遇

一个阴霾的下午，我一个人坐在办公室里莫名地悲伤起来。面对桌上的台灯，眼泪就像断了线的珠子一样毫无阻力地往下淌。

一段时间以来，在这种天气下，我身体的每个部分都是僵硬的。冷，不仅仅是皮肤的感觉，更是从骨头缝里渗透出的冰寒。每当这时，我总是希望能躲进可以把自己包裹起来的地方，然后，幻想着睡过去后心里就会好受些。

这能够挤出水分的空气，憋得人透不过气。

这年9月的山城，潮湿闷热，房间还需开冷气，但我却感到浑身上下冷飕飕的，手脚冰凉。

我赶紧关掉空调，身上还是发冷，满身的鸡皮疙瘩不断地起落。

此时的我，满脑子里充斥着黑暗、阴霾、熏臭的古怪的符号，手中案卷里的字也狰狞着，冲我挤眉瞪眼，让人难以集中精力。

"我想回家！"

"我想一个人待着！"

每每此时，想着家里柔软、宽敞的床，我的心里会稍微暖和一点。

凭着惯性，我机械地锁上办公室的门，拎着手提包走出办公大楼。这一切仿佛都是在下意识状态下进行的。

天黑了，马路上，来来往往的车辆开启了车灯。那灯光仿佛像一道道的魅影，忽闪忽闪地挑逗着我。

街道上，充满汽油味道的空气扑面而来，让我稍微清醒了一些，可转瞬间，马路上的汽笛声又格外刺耳，透过耳膜直戳心窝。

痛！痛！

"嘎吱"，一阵急刹车的刺耳声响把我惊醒。我发现自己站在马路中间，一辆轿车的车主正摇开车窗冲

【被放大了的疼痛体验】

德国一个实验表明，在抑郁症状下，人们之所以会对疼痛越来越敏感，是因为抑郁造成了病人的痛觉阈限下降（Hermesdorf, 2016）。实验时，研究人员首先在被试的食指上安装痛觉测试计，分别将 $0\sim10kg/cm^2$ 的痛感刺激施加到被试者身上，并让被试者在感到疼痛时报告出来。结果显示，与正常人相比，抑郁症患者的痛觉阈值普遍偏低。这也能够解释为什么抑郁症会加深病人的疼痛感。

到目前为止，对于抑郁和患者痛觉阈值的降低之间的关联关系，学术界没有定论。不过导致心理疾病的因素往往不止一个，因此，作为一名抑郁症患者，我认为在治疗这种由抑郁症引发的疼痛时，不管是社会、心理还是神经系统的影响都是不可忽略的，只有认清了这些导因，才可能对症治疗，才会有好的效果。

着我大骂："找死呀！"

咦，我是怎么走到马路中间来的呢？我怎么没有躲避车辆的意识呢？我的自我保护意识去哪了呢？

【自杀倾向】

自杀是抑郁症的最极端结果，自杀倾向是抑郁症的重要指标症状。据统计，抑郁症患者自杀的终身风险高达 19%（Isometsa, Henriksson, Aro, et）。抑郁症亦是导致自杀的最重要风险之一。一系列错综复杂的因素关联着抑郁症和自杀行为，使得二者紧密交织。一些因素既是抑郁症的临床特征，又是自杀行为的高风险指标，这使得出现自杀念头本身成为了抑郁症的表征。

虽然抑郁症和自杀有着紧密的联系，但并非所有抑郁症患者都有自杀倾向。自杀倾向是一系列个人天生特质和后天经历共同作用形成的结果。有研究人员将导致自杀倾向的高危因素分为三个大类：基因因素（如特定的神经结构）、环境因素（如家族自杀历史）以及由基因和环境互相影响形成的因素（Marusic & Farmer, 2001）。

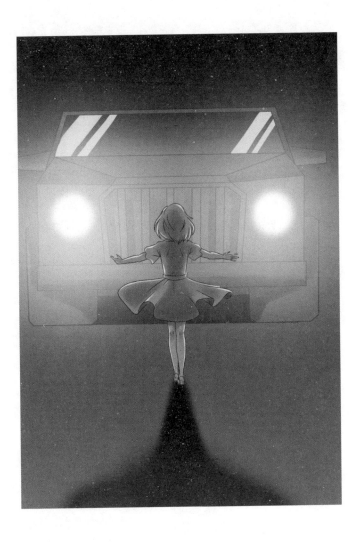

此时，我感到身体的每一个细胞都在发抖，全身汗毛直立、虚汗泉涌、上下颌骨被咬得生疼。

打那以后，我总是会回忆，我为什么会走到马路中间呢，我想去做什么呢？

回忆中，当时马路上的灯光好诱人，我冰冷的四肢被那光影温暖着，一股隐隐的快感和幸福感在与我打招呼。马路上无数车辆的光柱向我射来，然后拽我而去……感觉真好！

回到家里，我写下这些文字。

恶魔来了心飘飘（2007-9-7 12：14：41）　【日记】
　　每到这个时候，我的心就会这样飘忽忽的，没有根底、没有着落。我想抓住什么牢靠的东西，但是手不听使唤呀！就是找不到……
　　一种失败感和挫败感总是萦绕在我的脑海里挥之不去。为什么它总是这样缠着我？
　　我知道它是恶魔，它是专来吓唬我的，它的招惹让我很不爽……但是我还是被它牵着走……它拽着我的手，攥着我的手心，使劲地掐我的手指。我疼！疼！但是我只能在心里喊，在黑夜里叫。因为无人看见这个恶魔，没有人体会得到我的手被掐的痛感。他们总说我无病呻吟，说我小题大做……

我要努力地摆脱这个恶魔，它却死乞白赖地纠缠我。我说讨厌它，让它"滚开！""下地狱！"但是没有用，它还是会定时出现在我的眼前和身前身后，甚至在我的血液里猖狂。

这样的日子真让我无奈、痛苦和愤怒，但是你的感受对于恶魔来说是胜利，是成功！

我不要它看到我的害怕和胆怯，我要努力地与它抗争。邪永远压不倒正义，我肯定是正义的，因为我为了爱我的所有人，会与恶魔斗争。

【自杀意念】

这篇日记正是我与自杀意念争斗的表现，可以看作是一场希望与绝望的战役。

一些科学家指出，自杀意念和行为是从来

缚感（feeling of entrapment）中产生的，束缚感也就是觉得陷入绝境、无路可走（Williams et al，2011）。对于有自杀倾向的人来说，这样日复一日的感受会逐渐成为他们的信仰和思考方式的一部分，并且不断地影响着他们对事情的认识和判断。打消自杀念头的一个有效方式是让人想起他们还有别的选择去解决问题。研究也证明了当人感觉他们对未来的某些事物有所期待时，自杀的念头会大大减轻。对于有自杀倾向的人来说，那些他们认定并坚持支持他们活下去的理由是他们的关键保护因素（Malone，2000）。这些信念缓冲且减轻了绝望感，成为他们抗衡自杀倾向的保护伞。

在那段时间里，遇到这样的阴霾心情时，唯有用笔书写出来，才能稍微驱赶我内心的郁结。

我的理智告诉我，我的身体里有一条"黑狗"，它越长越大，让我不堪重负。它在不断地叨扰我，甚至吞噬着我的神经。

　　我意识到，我不能再这样自欺欺人了。这事儿就像感冒了，我会流鼻涕，但总不能因为流鼻涕难看就把自己关起来不见人吧。我要找到治疗"流鼻涕"的良药，我相信医学可以帮到我。

求医

跟同事聊天中无意得知，她曾经罹患产后抑郁，也曾寻求专业医院的心理医生诊疗。医生给她开了抗抑郁的药，但她觉得这些药的副作用大，便没有吃。再后来，随着孩子慢慢长大，她的抑郁症状渐渐消失了。这一次的聊天，使我记住了有专业医院的心理科可以治疗抑郁症，也记住了"抑郁症"这个名字。

在一个艳阳高照的下午（这样的天气下，我的心情会好很多，对眼下要做的事情的兴趣也高涨许多），我打起精神、鼓起勇气走进了专业机构的心理咨询科。一位女医生接待了我。

J医生，瘦瘦小小的个子，白皙的皮肤，轻柔的声音，一切都让我感到很温暖、很安全。以前我只在书里看到过心理医生的样子，似乎就是她这样的。

我蹑手蹑脚地走进医生办公室，仿佛这里不应该是我来的地方。

J医生微笑着示意我坐下，然后随手关上了门。

我顺着她关门的手，看见墙上贴着的"温馨提示"："请关门，注意他人的隐私。"

这个小小的动作，又再度增添了我的安全感。一阵阵轻柔的似风又不是风的气流轻抚我的面颊，我只觉鼻子酸酸的、痒痒的，只想流泪。

"请说吧，你觉得哪里不舒服呢？"

"我浑身无力，心烦意乱，总想发脾气，还吃不下饭……"

"我前两天不知不觉走到马路中间去了……"我尽量平静地陈述着差点被车撞的事情缘由。

"哦？你不害怕吗？"医生轻描淡写地问。

"当时的感觉我不清楚，但是事后我吓出了一身冷汗，"我慢慢回忆，"还是有一种很舒服、很解脱的感觉。"

"事后我回想起来觉得很害怕，"我尽可能地把自己的感受描述得具体些，以便医生全面了解。

J医生一边听，一边点着头，写着病历。

"一天中，你的情绪变化有没有时间上的明显特征?"医生边写病历边问道。

"我每天早上起床后的心情很不好，看这看那都不顺眼，很烦……"

"你的睡眠怎么样?"

"不好! 睡眠很浅。"我一个劲地摇头。

"每天早上醒来脑子很累，比没有睡觉还累!"我的语速开始加快了，"而且头天天就像戴个钢盔那样紧绷、沉重。"

"你工作压力大吗?"

听到这里，我久闭多年的感情闸门突然被人敲开，沉寂了多年的委屈，终于被人读懂。

泪水忽涌而上，冲洗着干涩、酸楚的双眸。

这么多年来，从来没有人问过我"累吗？"我也没有主动诉说自己很累、很疲倦的想法。

能怎么说呀？大家不都是这样在过吗？怎么只有你这样矫情！

我不愿意别人说我矫情，现实也不允许我娇气。我没有矫情和娇气的资格！

所以我从来就是这样强硬地撑着。哪怕头疼欲裂，哪怕全身无力，哪怕内心恐惧，我都不愿说出来。

再者，即使我说"我的头都快痛爆了，我心烦，我全身无力"，外人也很难理解那濒死的状态。

这种抽象的描述总是很无力的，不像外伤或者明确的病变，让人看得见摸得着，容易引起共鸣和同情。

这些"头痛""乏力""心烦"之类的没有具象感的症状，又因每个人各自的耐受力的不同而对这种

"痛苦"的理解完全不同。

太过频繁的抱怨甚至还会让人怀疑你的承受能力。毕竟头痛这种事，每个人都经历过，吃片"散利痛"或者花一毛钱买一包"头痛粉"就解决问题了，有什么好念叨的呢？

我不愿意别人说我像"祥林嫂"一样絮絮叨叨，我也不愿意在别人眼里我就像个病秧子。

今天 J 医生能够直指我内心深处的最隐秘之痛，使我感觉被人理解真好！此刻我的紧缩着的心仿佛一下子松开了许多。

我的眼泪还在不停地流，就像久旱的树苗遇到雨水般，紧绷的神经在泪水的冲刷下放松，再放松。久违的轻松呀！

抑郁症患者的内心是关闭着的，也正是这样的封闭，才使得负面情绪无法宣泄而恶性循环。

J 医生一边给我递抽纸，一边安慰我说："想哭就哭吧！哭出来会舒服些。"

"我也不知道为什么自己就是高兴不起来！"我哽咽道，"平时我喜欢打扮，但是现在衣服都懒得换。我以前很喜欢香水，但是现在我闻到香水味就想吐，甚至想骂人。"

J医生耐心地说："现在你需要做一个测试。"

我进入了另外一间屋子。

"你在回答这些问题时要靠你的第一反应，不要反复掂量和揣摩题意。"J医生叮嘱我。

我应了医生的要求，开始回答问题。

这是两份目前国际通用的测试抑郁指标的量表①，即抑郁自评表（SDS）和抑郁状态问卷（DSI）。

最终，医生对我的评估为抑郁程度78%。

"目前你的状况属中度抑郁，需要药物治疗了。"

———————

① 在临床上经常使用的量表有：抑郁自评表和抑郁状态问卷（SDS\DSI）、Beck抑郁问卷、汉密斯顿抑郁量表（HAMI）、老年抑郁量表（CDS）等。

【抑郁症的程度标准】

根据 WHO 提出的国际疾病分类（第10版）（简称 ICD-10）的分类标准，根据病情严重程度，抑郁症可分为轻度、中度和重度。其中，对"中度抑郁"的描述为"中度抑郁患者继续进行工作、社交和家务活动有相当困难"。

J医生缓缓地说，"你要适当地减轻自己的压力，暂时休息一段时间。"

"我还能工作吗？"我紧张起来。

"一般说来，抑郁症是不会影响工作的，但是为了配合治疗，患者有必要暂时休息下。"（医生后来告诉我，抑郁症患者原本就有懒散的表现，适当的外界活动有助于恢复患者肌体的内活动。如果不活动，任懒散的状态持续发展，反而会使有的人一蹶不振。）

"这个病能治好吗？"我显得更加焦急了。

"只要配合服药，半个月后，你的情绪会有大幅度的改善。"J医生边说，边开处方。看着医生自信的表情，我紧张的内心稍微有些缓解。

处方上开出的药分别是：

1. 百忧解；

2. 阿普唑仑片；

3. 肉蔻五味丸。

J医生还在一张小纸条上详细写下三种药品早中晚的服药量，并告诉我应急情况下的用药方法，叮嘱我七天后再来。

临走时，J医生在小纸条上写上了她的手机号码，叮嘱我，服药后有什么状况随时打电话给她。

走出医院人头攒动的大厅，我深深地吸了一口气，感觉身体突然轻松了许多，手里攥着药片就像攥着一根救命稻草一样。

【抗抑郁药】

目前用于临床治疗的抗抑郁药物多达近百种。①
《中国抗抑郁障碍防治指南》(第二版,2015) 将抗抑
郁药物进行了 A、B、C、D、X 五级分类。患者可选
择的余地也很广泛。但这些药物必须在医生的指导下
服用。患者切不可讳疾忌医,也不能滥用药物。更不
要因为不在个人的知识范围内而擅自断定"我的病没
救了",从而自暴自弃。

现代医学研究证明,抑郁症患者在人群中的比例
为 2%~3%。我是不幸的,属于 2%~3% 中的"中枪"
者,但是我又是幸运的,按照杨甫德医生的推断,我
荣幸地属于 4% 的"有效治疗"病群。

---

① 〔日〕春日武彦监修,李友敏译《抑郁症自我诊疗与全面调养》,
南海出版公司 2010 年 1 月第 1 版,第 110—115 页。

复发

　　用药后的第七天，我的心情明显好了许多，立即拨通了 J 医生的电话。这也是我服药后第一次拨打她的电话。

　　电话的那端传来 J 医生温婉的声音："你好！这几天怎么样啊？"

　　仿佛她预感到了我今天会打电话过来，同时也预感到我会以喜悦的心情与她通电话。

　　"我好多了，J 医生。我的周围变回彩色的了！"我喜悦地描述此刻的心情。

　　"那好啊！祝贺你！不过你必须来继续开药，继续服药！"J 医生语气坚定地强调。

　　我如约来到医院，J 医生继续按照上次的处方开药。这次，我又继续服了28天的药，百忧解、阿普唑仑片、肉蔻五味丸等药片、药丸被我大把大把地吞进了胃里，融进血液中。我的神经在药物的支撑下熠熠生辉。

那段日子，同事们都夸我"精神状态好多了""面颊红润了""眼袋消了"……但我在心里悄悄说："那是药物在起作用呢!"

我自己也感觉到以前的那个我又回来了，做起事情来也倍加有干劲。在20多天前，还让自己犹豫不决的事情，现在似乎也变得如此轻松了。

我还翻开手机通信录，给久违的闺蜜们拨通了电话，嘘寒问暖，嘻哈打笑。闺蜜问我消失到哪里去了，这么久也不见联系。我打着哈哈，支吾着说工作忙而回避了。

我还向单位请了一周的公休假，趁着换季，回家做大扫除。那些陈年没有翻动的衣物都受潮了，我也将它们统统翻出来晒晒、拍打。被子、冬衣、鞋子……趁着给力的天气，统统拿出去晒！

我从小最喜欢帮妈妈晒被子。尤其迷恋那个"太阳味"，晚上盖着有"太阳味"的被子睡觉，梦也格外香甜。我也这样哄着儿子，盖着白天晒过的被子进入梦乡……

休假结束前，我向家人宣布，我的病好了！那些百忧解、阿普唑仑片统统见鬼去吧！

就这样，我擅自断药了。

被眼前的好状态迷惑住的我，早就把J医生的叮咛甩在脑后，还自欺欺人地安慰自己说"是药三分毒"，能不吃药就一定少吃药。

不用每天吃药的日子当然是令人欣慰的。这样既不用在早中晚的节点上，提醒自己吃药，又不用再担心往嘴里送药那瞬间的濒死感，更重要的是不用承受药物带来的副作用：困乏、心跳加速、口干。这些症状虽然会在服药后2个小时左右自行消除，但是等待身体代谢的时间里，还是蛮难受的。

然而，我没有想到的是，断药后不到一个月，那只"黑狗"又来找我了。那些身体上的不适感再次接踵而至。

我每天会不自觉地叹气。这种叹气是从丹田处发出的、一种深深的气息，似乎是我想要把压在胸口的那股气抖落出来。这种压迫感频繁地每10分钟出现一次。除此之外，头部的眩晕也一直困扰着我。我会在行走时突然感到头部有巨大的震动感，有时我会突然停下来，或者蹲下来本能地保护自己不要摔倒。

接下来，我又出现了心脏剧烈疼痛的症状，胸口连着喉咙部位都如刀割般绞痛。我害怕地赶紧含服一粒妈妈常备的"硝酸甘油"，几分钟后症状会有所缓解。

这种剧烈的心脏疼痛的症状没有任何前兆，猝不及防，说来就来。

有一天，我在跟朋友聊天时，突然感到后脑的枕部似被电流击过。一时间我的大脑一片空白，大脑血流似被阻断。那一刻，我的心里还是清醒的。我暗示朋友不要乱动，自己平躺下来等待送往医院。之后我出现了短暂的失忆。等我醒来时，自己身体上插了各种抢救的管线和输液针。医生过来对我的朋友说，病人没有什么问题，但需要再继续观察一下。

躺在急诊室病床上的我连最起码的低血糖症状都没有，身体的各项检查指标症状都是正常的。

这件事情既让我哭笑不得，同时又使我十分担心。

那重重地被电击的感觉，我到现在想起来都还记忆犹新。明明就在我的身体上发生过，怎么就没有留下生理性的痕迹？难道是幻觉？

为了慎重，我去了看神经、血管内疾病最有实力的医院，接受了包括大脑血流图、大脑多普勒、心电图、运动心电图、头部核磁共振、肝功肾功检查等各种能想到的检查，结果均显示正常。

按理说这些正常的结果应当让我宽心，但是我却很失望，因为我的心脏压迫感和大脑眩晕感仍然存在。最后"病情"发展到四肢发麻，像有无数虫子在我的皮肤上爬。

我再次瘫躺在床上。整个头陷在枕头里不能动弹，全身的每块肌肉都瘫软得像面饼一样紧贴在床板上，身体不能翻转，就连腿也不能翻动。

我试了试，脚趾还有感觉，但就是抬不起脚来。

手呢？手指和手掌也有感觉，但是要把它们放到胸前就像被绑上了几十斤重担那样沉重。

我就这样瘫在床上，虽心里什么都清楚，可就是肢体不听使唤。

整个上午就这样瘫躺着，时而迷迷糊糊地睡了过去，可梦中的景象总是那么惨烈，全都是负面的画面，具体什么内容却不记得了。

我没有饥饿的感觉，但胃和肠子像刀割般疼。

我还口渴得不行，感觉舌头上长满了刺，但是没有起来喝水的力气。

我在心里不断地对自己说："起来吧，水壶就在桌子上，很近的，伸手就能拿到。"但是就是不能起来。

我的嘴角已经干得起泡了。我心里明白，再这样下去会脱水的。

"起来吧，只要爬起床来就万事大吉了。"我鼓励着自己，终于使出吃奶的力气坐了起来，但全身像烂面条一样毫无支撑力。

沉重的上肢让我直不起腰来。我找不到拖鞋，干脆光着脚，跌跌撞撞地抓着水杯，打开龙头，等待水的流出。我等不及了，必须马上把水送到嘴里。谁知，只喝到半口水，我又必须马上躺回床上，要不然就要瘫倒在地上了。

　　我的心里一直在怪罪万有引力。地球的吸引力怎么就这么大，把我的身体紧紧地粘在床上，让我无法动弹。

　　整个下午我仍旧这样昏睡着。

　　下午的梦更是怪异。梦中的我被枪毙了，而且还是顺理成章地应当被枪毙。梦中，我没有半点反抗和不满，反而是顺应和接受。我被人用白色的单子裹着身体，被押着向刑场走去。其间丈夫和其他很多人都围在我身边，我一一地交代后事。

　　奇怪，这时怎么没有出现孩子呢？也许在我的潜意识里，孩子是有着落的，不用我操心。

　　可也没有母亲，我怎么就不担心母亲了呢？也许潜意识告诉我，母亲有姐姐照顾，不用担心。

　　这次梦，也是我第一次知道原来梦里也是有神经触觉的。

　　我在梦里感到明显的疼痛。我感觉子弹穿过了我的额头，很痛，但是也很爽，有那种抽丝剥茧的快感，我一点也不恐惧、不害怕。子弹穿透我的额头时，鲜血一股股地涌出。奇怪，那画面一点也不让人恶心和害怕，就像水龙头打开后，水会自然而然地流出来似的，很平常，很自然。丈夫在一旁不慌不忙地帮我收拾着，不紧张也不悲伤。

反正一切都很自然。

"怎么还没有要断气的感觉呢？"我在梦里嘀咕着。反正一直也没有"死"！

小时候，我听过一个故事，说人来到世上是一波一波的。一群人相约而登上同一班船。当船满员了，是不会再等的，会径直开走。所以有那么多早产儿和晚产儿，就是提前上了船或者因故耽搁了的。这就解释了为什么总会有同年同月同日生和同年同月同日死的人。那不是巧合，而是登船和下船的时间注定的！

也许，我的这个梦就是在寻找离世的这班船，但时辰不对点。

就这样，我麻木地贪睡了三四天。这些天对我来说好似只有几个钟头。唯有每块肌肉的酸痛和每个粘连的关节告诉我，这是肌体长时间不运动导致的。

我感到有人在我的耳边轻声呼唤我，摇晃着我。但我只是条件反射地说："别理我，我想睡觉。""再睡一会，我就好了。"

我紧闭着双眼却依然能清晰地感觉出丈夫着急的样子，但是，眼睛就是无力睁开，嘴里也难以清晰地表达，只能喃喃地说："放开我，放过我！"

后来我在与抑郁症相关的资料上看到，这是睡眠节律紊乱的典型症状。

我再次出现在 J 医生的办公室。

当 J 医生听了我的上述描述并知道我擅自断药后，叹了口气说："你不该停药。"然后她说："现在你要继续恢复吃药，这次恢复周期要比前一次长，你要更有耐心。"

处方上赫然写着"百忧解""再普乐"（奥氮平）。

再度复发

首都医科大学精神病学系副教授姜涛针对记者提问的"抑郁症为什么会复发"，曾说："这是一个未知的领域，抑郁症的复发可能与大脑里神经递质受体活动、递质的代谢以及细胞内生物合成的一些过程有关……这些都是目前医学的不可知领域。"针对很多病人何时能够停药的疑问，姜教授说："我只能根据每位患者的病情发展及疾病特点、个体对于药物的反应，以及社会功能的恢复情况给出一个合理建议。但患者本人不能草率决定停药。"①

有了前一次复发的教训，以及复发后再用药后效果的明显下降，我对抗抑郁药有了十足的敬畏。每次

———————
① 引自网络。

都严格按照医嘱认真用药，接受医生的再次开药、写病历，不敢懈怠。

说到"写病历"，这里还要说一个插曲。很多抑郁症患者因为不愿意承认自己有病，故而排斥医生记录病历的诊断方式。他们会想方设法地逃避在医生那里留下病历记录，就像罪犯对犯罪证据的毁损灭失一样。也许是遇到太多损毁隐藏病历的事情，医生也不得不对所有来检查的病人采取统一管理病历的做法。一开始，我没有明白为什么医生要把病历留下，后来才知道，故意不带病历来看病，是精神疾病患者的病态特点之一。还好我每次都保留着医生的医嘱，哪怕内容只有"开药""独来"字样，也保留着。这样再复发时拿给医生看，会便于医生做出正确判断。

再次恢复用药后，我如雨后春笋般地恢复了精气神。最明显的改变就是对事物感兴趣的程度大大提高了。我从害怕打电话到主动打电话；从说话慢慢减少到逐渐多起来；从紧缩眉头到舒展眉心；从唉声叹气到无意间哼出小曲……面对这一系列外人难以看到的变化，我自己心知肚明，那是药物在起作用。

此时，我除了晚间睡眠浅且入睡慢又易惊醒和经常头痛外，心境上的症状基本消失。我又找回了以往有快乐感的时光。

在医生的指导下，我把再普乐从每日四分之一片的用量减到六分之一，直到彻底减完。这个过程没有出现用药后的不良反应和心境震荡。

然而，我又开始"好了伤疤忘了痛"，在百忧解上"偷工减料"起来。

吃药的不规律，让我再次感到病魔悄然潜入的前兆。心里的不安和烦闷，一天天地加重，身体的乏力和睡眠劳累也愈加明显。这一切都给我不安的信号：我又犯病了！

这次复发的感受与以往不同，食道的哽咽感明显，好像有异物卡在那里一样，每天总是不停地"咯痰"，但其实什么也没有。

我怀疑自己患上了食道方面的病。去医院做食道检查，结果显示一切正常。我没有告诉消化科医生我有抑郁症，他在不知情的情况下建议我去神经科检查，怀疑是植物神经紊乱。至此，我已经明白了，又是该死的抑郁症在跟我作对。

这次我不再紧张，而是较清醒地意识到应该立即去看心理咨询门诊。

这一次J医生给了我明确的结论：抑郁症伴随焦虑症复发。她让我不要担心"食道异物"感，说这是食道或胃部的焦虑反应，待焦虑消除后，这种异物感也就自然消除了。

J医生遗憾而又严肃地告诫我："千万不要再擅自断药了。即使要减量也要试着来，一点一点地减。"

她还说："反复复发极易使病程转为慢性，而一旦成为慢性，用药就几乎是长期的了。"其实，这话当时我也就是听着而已，并没有认识到其中的危害程度。

我又开始恢复吃药。

用药的疑惑

抗抑郁药不是镇静剂、安眠药，也不是那种所谓一吃就见效的"神药"。抗抑郁药的治疗目的不是让原本已经基本恢复的患者感觉"更上一层楼"，而是使个体维持这种稳定健康的状态。

通常，在服药初期，人没有什么感觉，随着服药时间的推进，药物逐渐起效，而达到可缓解症状的程度一般要等2～3个星期。所以，患者需要每天按时按量服用，而不是感觉不好时才想起吃一颗，感觉好了就不吃了。病人在接受药物治疗的过程中会经历3个阶段，与用药的3个阶段相吻合。

我的体会是这样的：

首先是"走出黑暗阶段"。在药物的作用下，患者

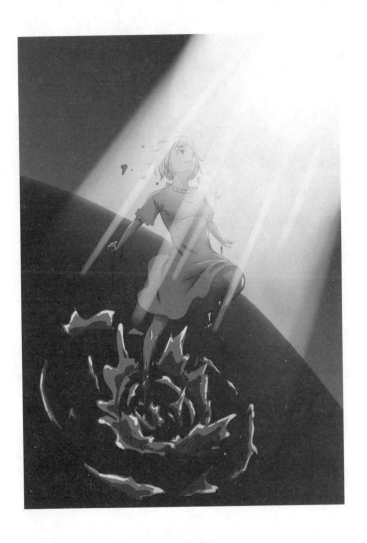

身体感到好转，症状的严重程度减轻。这时，他们开始找回与疾病努力抗争的力量。这个时长一般在 3 个月左右。

接下来是"康复阶段"。此时患者虽然开始恢复社交能力，情绪也得到明显改善，但还十分"虚弱"。在面对困境时，甚至没什么特别的原因，症状还是会重现，只是可能比没接受治疗时轻一点。这段时间，患者最容易自行停药，因为他开始觉得自己已经痊愈。要记住，这仅仅是进入康复期，继续服用药物是非常重要的。这时的用药我们称为"巩固期用药"，它的目的已不是改善患者状态，而是防止疾病的复发。这段时间的持续长短个体差异明显，一般在 4~12 个月之间。

最后是"治愈阶段"。一般在 6 个月到 1 年左右不间断地服药后，患者可以被认为"治愈"。注意，这里的"治愈"并不是说病就完全好了，而是可以在医生的指导下逐渐停药，这样做会使复发的风险降至最小。

用药后的以下好处值得肯定：

1. 减轻精神上的痛苦。只有亲身体验过才能知道抑郁症有多么让人难以忍受。不仅仅是悲伤、绝望令人不寒而栗，同时还伴随着身体上的诸多不适，头痛、心悸、乏力、身体僵硬等等，会对健康和生活带来各种影响。这种看不见、摸不着的精神痛苦，并不比看得见的"躯体痛苦"轻松，甚至有过之而无不及。毕竟后者不会被指责为"无病呻吟"。

2. 恢复正常生活的能力。正常起床、正常洗漱、正常交谈、正常工作、正常睡眠，药物使这一切重新变得可能。

3. 重拾生活的兴趣。药物可改善"情感的麻木"（无法体验到渴望、欲望和愉悦），让快乐的笑容重新回到我们脸上。

关于这样的一段治疗变化，日本电影《丈夫患上抑郁症》很好地呈现了出来。故事的男主角高崎被诊断为抑郁症。他吃药前后的情绪变化被刻画得惟妙惟肖。

当然，抗抑郁药是药品，有一些副作用存在。然而，"两害相权取其轻"，面对病痛的折磨和服药后的不良反应，病人需要在医生的指导下谨慎判断。

特别是当我们感觉病情有所好转后，就会自然而然地把注意力集中到那些副作用上。比如口干、嗜睡、便秘等等。此时，这些副作用又会成为新的魔鬼来折磨我们。此外，服药的过程常常让我们回想起发病时那段痛苦的经历，也会人为地、不自觉地排斥它。我们周围的人也会问："你什么时候能不再吃这东西呢？"

但各位读者朋友，请记住，临床研究证明，服药不规则或过早地停药是抑郁症复发的一个很重要的原因！而且过度谨慎于药物副作用本身就是一种病态的焦虑。

按照国家规定，一种药物上市前，必须经过严格、反复的试验，以证实它的副作用对人体不会产生过大的危险性。抗抑郁药的副作用，很多只是在服药的初期出现，如消化道症状、疲劳、烦躁、头晕等。而人体是具备代谢功能的，通常几天或几周，药物的毒副作用会随着新陈代谢自动消失。患者如果在服药后出现这些副作用且难以耐受，只需告诉医生，由医生对症给予指导，而不是自主停药，这才是科学的态度。

有时候，我们会感觉药物不再有效，好比说这药吃得"废"掉了。事实上，这只是我们在服药的最初几个星期，对自身的明显变化主观感受强烈，在之后持续用药的几个月中，对自身的变化的觉察度降低了而已。

就我自己而言，虽然不抗拒吃药了，但还是担心吃药会不会把好的脑子给吃坏了。所以，每次吃药都有生离死别的感觉，仿佛这颗药吃下去就会永别人世。

总结自己的多次复发又多次服药的教训，我发现与其这样难受地让生命延长，还不如在治疗中使自己得到安逸。反复的发作、接受药物的不断刺激，对于患者而言，毫无益处。

医生告诉我，有的抑郁症患者需要终身服药，就像患上高血压的人要终身服药一样。

为了进一步求证这个结论的科学性，我选择去美国求医问药。

Caroline医生毕业于加利福尼亚大学洛杉矶分校（UCLA）医学院，受过"8+4"年的专业精神科医师培训，有20余年的临床经验。

Caroline医生有着欧亚混血的面孔，白皙的肤色，高挑的身材，和颜悦色，让我感到亲切。因为语言不同步，加之对域外医疗环境的陌生，开始阶段的紧张感也更加强烈。

Caroline医生向我提了一系列问题，其中有一个是让我心算100-7-7-7……一直减下去。

原本心算能力就很差的我，在医生的这种测试下几度卡壳。

Caroline 医生在了解了我目前服用药物的类目后，指出我目前的用药方案是最安全的，不会对身体造成更大伤害。同时他又强调，如果没有外部过分的极端刺激，到我 69、70 岁时，有很大可能不需要吃药了！

也就是说，当下，我需要持续服药。

这个结论是这次美国求医的最大收获。

人吃了五谷杂粮，没有不生病的，但是生什么病却由不得自己。如果抑郁哪天找上门来，而我们又不能选择和拒绝时，不如就拥抱它吧！这也是我们今生的缘分，与病魔牵手也不失为一种和谐之路。

不得不说的症状

抑郁症主要是反映在情绪上。世界精神病协会抑郁症防治国际委员会（WPA/PTD）在 1997 年出版的《抑郁症教育计划》一书中，描述了各类抑郁症的共同临床表现：在心境和情感方面，表现出悲伤状态；对愉快或不愉快事件的反应迟钝，抑郁心境，自感生活没有什么意义和自罪、悲伤、睡眠障碍等。其主要表现是负面情绪长期充斥大脑，使得自身调节情绪的能力减弱甚至丧失。

由于患者长期陷入负面思维，无论什么事情都是只想消极的一面，做事缺乏灵活性，"钻牛角尖"。患者心情压抑、不安、觉得大难临头、自责，造成工作和生活没有动力，自我评价感下降，进而导致工作效率下降，这种情绪持续下去就会使患者产生绝望的念头，从而做出武断的决定，比如自杀等。

这种情况主要表现在患者的情绪上，而且有的人会表现出性格上的迥异变化，会让人觉得"不理解""好奇怪"，或"这个人怎么变了"等等。人们按照惯常思维，就会顺着"性格"的思路去找原因，找源头。

其实每个人在一定时期都会有不同的抑郁症状出现，比如，心情低落，情绪不高，悲观失望，对自己的评价低等等。但是，这种不良情绪在短时间内会自然消失，或者因为其他因素的介入和注意力的转移而逐渐好转，这是正常的，不必大惊小怪。但是，如果这种负面情绪长时间（一般半月以上）盘踞于心，挥之不去，同时又伴随着睡眠障碍（失眠、睡着后易惊醒、醒后疲倦感加强、浅睡眠等）就要引起高度警惕。如果出现记忆力下降，对工作和生活缺乏兴趣、头痛、便秘、心悸等肢体反应，就要立即去医院就诊。

世界卫生组织曾经制作了一个关于抑郁症的公益视频，将抑郁症比喻成一条"黑狗"，非常形象。

片中这样描述道：

我有一条黑狗，它的名字叫抑郁

每当这条黑狗出现时，我就感到空虚，生活也慢了下来

它总是不期而遇地出现在我面前

黑狗让我变得像个老人一样

整个世界好像都在享受生活

我却只能与黑狗相伴

那些曾经带给我快乐的事情突然消失了

它让我失去食欲

它蚕食掉我的记忆力和集中精力的能力

拖着这条黑狗，无论去哪里或者做什么，都需要超人的力量

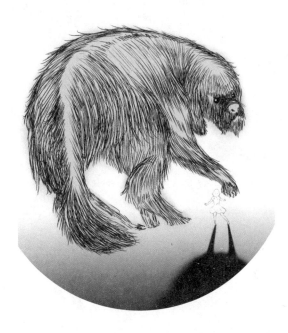

在社交场合，它总会找出我的自信，并将其赶走

我最害怕的是被人知道

我担心别人议论我

黑狗带来的羞愧和耻辱，我总担心被别人知道

于是，我用力地把它隐藏起来

掩藏情绪的生活让人筋疲力尽

黑狗让我消极地思考和言谈

它让我烦躁不安，难于相处

它夺走了我的爱，埋葬了温情

它最爱在半夜把我叫醒，心中只有那些消极的念头

让我知道自己将会面对多么心力交瘁的一天

生活中有条黑狗，不仅仅是感到一点低落，悲伤
或者忧郁

最糟糕的时候，所有感觉都会失去

我一天天变老，黑狗一天天长大，它开始不离我
左右

我用尽了一切办法想把它赶走

但获胜的往往是它

和重新站起来相比，躺倒变得更容易

我成了给自己开药的专家

但从未真正有效过

最后我感到自己和整个世界失去了联系

黑狗终于绑架了我的生活

当生活不再有丝毫快乐，你就开始质疑生活的意义

【"一起来聊抑郁症"运动】

2016年10月10日是特殊的一天。在这一天里，世界卫生组织发动了持续一年的"一起来聊抑郁症"运动。这个运动中，世界卫生组织制作了很多关于抑郁症的科普资料，这个把抑郁症比作黑狗的视频就是其中之一。本视频用生动的动画形象描述了抑郁症的一些常见症状，比如说食欲下降、体重骤减、觉得生活失去意义等。除此之外，他们还制作了容易被引发抑郁症的特殊人群的宣传资料，其中包括产后妇女、

老年人、青少年等。抑郁症在很大程度上是可以预防和治疗的，所以加强人们的求医意识也是很重要的一步。

世界卫生组织官网的使用率并不高，但很多常见心理疾病都可以在上面找到相关资料，文字也是浅显易懂，这里附上世界卫生组织官网网址，以供大家日后查阅：http://www.who.int/

戴维·伯恩斯在《伯恩斯新情绪疗法》一书中，诚挚地提出了"平凡一天"的挑战计划。作者劝说所有有完美倾向的人，"暂且做一天平凡的人"。全文还苦口婆心地细数了很多理由和具体的训练方法。但我可以告诉你，当你处于抑郁症患病期间，这些说教毫无用处，这些训练也会使你一筹莫展。因为，当你心境低落到连睁开眼睛都十分费力，当你瘫倒在床上翻身都很吃力，当你感到生不如死的时候，你还愿意去想怎么做到"平凡一天"吗？

在此，我认真回忆了一下患病以来的诸多症状。但我要提醒读者的是，每个人的症状不同，千万不要用我的这些症状去对号入座。我只是想告诉大家，我在病程中有过这些症状，而且这些症状和痛苦与"意志力"或者"毅力"无关。如果你及家人有这些症状，请及时去找专业的医生诊治并做系统的治疗。

精神方面的症状

A　情感

长时间心情郁闷、对平时喜欢的事情和工作不感兴趣，心情焦虑、无法平静；

痛苦、悲伤；

晨起易怒、焦躁，下午至晚间略好转；

B　主动性

做什么都嫌麻烦；

对工作等无法集中注意力；

不愿意与人打交道；

拒绝接电话；

C　思维

总把事情往坏处想；

自我评价低，自责；

缺乏灵活性，容易拘泥于一种想法；

拿不定主意，左右为难；

D　悲观、绝望、自杀

时常感到"生不如死"。

"生不如死"这个词在这里是动词还是形容词？是病人的夸张还是现实？在此我可以郑重地告诉你，这是真实的痛。绝不是危言耸听，更不是无病呻吟。

抑郁症的发病病程很慢。不像感冒发烧一样来势凶猛，因此往往被病人或者家人所忽视。

抑郁症一开始的反应可能是懒散和拖延，活力减弱。（但不能说懒散、拖延就一定是抑郁症。）也许你会说，我们正常人也有慵懒的时候呀！但是他们会随着人的自我调节而恢复以往的活力。而抑郁症患者不能，一旦患病，这种活力退减的速度会与日俱增。

很多人，甚至是普通的医务工作者（非精神病专业医生），都容易误解抑郁症只是一种心理疾病，就是俗话说的"心里不舒服"。因此，他们也就简单地认为，既然心里不舒服，就出去散散心、看看景、说说话……

亲爱的读者，我要告诉你，抑郁症既是心理疾病又不是简单的心理疾病，其实它也是一种生理上的疾病。当病程发展到一定程度，还伴随着明显的躯体症状。

躯体方面的症状

A 睡眠障碍。入睡慢，浅睡眠，易醒。半夜会突然醒来，醒后难以入睡，非常痛苦。早上起床后反而有头重脚轻的感觉；梦多、心情烦躁；有严重的嗜睡症状，总也睡不醒，连续几天地睡觉。

B　四肢无力，疲劳无法消除。严重时不能下床活动。

C　感觉胸闷和呼吸困难，常叹气，胸口有压迫感，心绞痛。

D　食欲不振。主要表现对食物没有欲望，进嘴的食物也难以下咽。

E　体重下降。确定体重下降的标准是一个月内体重下降的程度大于5%（未采取任何减肥措施）。如果有这种情况又伴有上述症状就要及时就医。

F　便秘。越紧张越没有便意。

G　食道异常。有异物感，伴干呕。

H　胃部不适。觉得口干舌燥。

我的疼痛

我经常感到身体莫名地疼痛。疼痛可以出现在身体的各个部位，常见的有头疼、心疼、腰疼及四肢的关节疼痛，服用止痛药也无济于事。

日本有部电影《丈夫患上抑郁症》，男主角高崎也是出现全身疼痛，包括腰痛、头痛，后来医生明确地诊断其为抑郁症。

1.头痛。我经常头痛，这种头痛，不像神经性头痛那样如抽筋、撕裂般的痛，而是感觉脑盖骨被钢盔罩着一样，有沉重和压迫感，就像一片乌云盘踞在你的大脑里，令你头部缺氧，窒息。这种痛吃止痛片往往是没有明显效果的。

2.胸闷，胸部有明显的压迫感。我经常感觉呼吸不畅，或者阻力很大。整个胸腹部仿佛被千斤顶压着，总想叹气。但往往这种叹气会带来更严重的压迫感，因此会接连不断地长声叹气。

3.胃痛。我在患病初期，胃部总有不消化、有食物堵塞的感觉。一开始我认为是胃肠道"不消化""胃脘胀气"等，但是做胃镜检查又无大碍，最多呈现出轻度"胃炎"，但我的自我的病痛感远远超过了病情程度。

4.耳鸣。到病程的中后期，我经常有尖锐的金属声耳鸣，有时是双耳、有时是单耳。当耳鸣来袭时，会伴随周身不适，自感心动加速，心跳加快。但如果用仪器测量，仿佛又是正常的。

5.食道堵塞感和烧灼感。我还会在半夜人体安静的状态下，出现胃食道反流的烧灼症状。我会被这种疼痛痛醒。但去检查胃食道又显示无异常。

6.心慌，心悸。我会经常出现心跳加速甚至早搏的情况。我去医院检查心电图、心脏CT，甚至是心血管造影术，结果除了有一点早搏外，其他指标基本正常。但是这种心脏要跳出嗓子眼的感觉会伴随着抑郁的发作而到来。

7. 身体麻痹。我在严重的焦虑阶段,会出现四肢皮肤发麻、发痒的症状,犹如蚂蚁在皮肤里穿梭。有时甚至不断寒战和冒冷汗。有时全身皮肤瘙痒,又无任何皮肤炎症的表现。

8. 怕风,怕光,怕声音。我在生病期间,对马路上的汽笛声尤为敏感,尤其是摩托车的汽笛声和载重卡车的车轮声,那个噪声对于我来说听起来几乎接近85分贝了,但实际并没有那么响。我必须捂住耳朵才有安全感。

我患病的时候,好朋友会来家里看望。有的听说我心情郁闷,就提议"我们去KTV,释放一下,解解闷!"然后,他们生拉硬拽地带我去歌厅。结果当我一走进那个环境,首先漆黑的压迫感就令我窒息,再就是音响的重低音,会让我全身肌肉紧缩,神经紧张。我会不管不顾好友的善意,拼命夺路而逃。

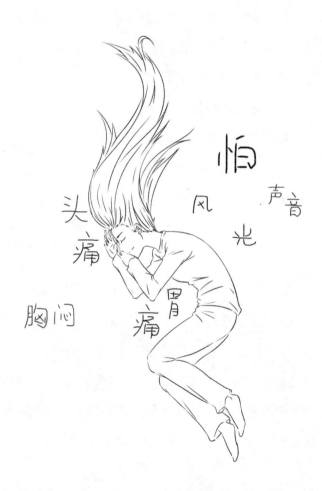

我的心理方面的症状

1. 自我封闭。我犯病初期表现出的防御行为是"嗜睡"，仿佛只有在梦中的世界里，我才能安全。于是我会接连数天嗜睡，整个睡眠节律全然打乱。

我不愿接触外界的任何事，能推掉的尽量推掉。只有面对自我内心时，我才感到安全。

自杀是另一种防御的方式，或者叫"终极防御"。患者以这种方式获取最大的安全感。它来得快捷、有效，也最彻底，只不过它带来的是毁灭。据统计，在中国自杀或者自杀未遂的人群中，50%～70%是抑郁症患者。

2. 自我评价感低。我曾经出现极度的不自信的情况，认为自己什么事情都做不好。

电影《丈夫患上抑郁症》中，男主人高崎会对着垃圾箱发呆，认为自己什么也做不好。对上司的一个眼神或者同事们的一句玩笑，他会反复揣量、揣测，怀疑自己的能力。他会在拥挤的地铁里号啕大哭，认为自己一无是处。

正是这样的症状，会让别人认为性格怪异，太过敏感、认真。其实正如人体中有好细胞和坏细胞一样，好细胞可以维持我们人的健康发展，而坏细胞一旦占了上风，就叫作"癌变"。正常人也有敏感的时候，但是可以通过大脑中的神经递质来调节和缓解。一旦调节不成功，或者这种敏感经久不散，就说明大脑中的这个调节递质出了问题。这就是"病态"。当这个时候再来要求他们用"性格""毅力"来缓解这种敏感，是否有些太残忍了？正如一个感冒患者，你不允许他咳嗽、打喷嚏，因为那样会影响别人休息，是不是有些不近人情？

所以，当你发现你的亲人、朋友，有一天变得有些不可理喻的时候，你一定要多个心眼，关心他还有没有其他的身体不舒服。

我对抑郁症的猜想

　　自从我被诊断患上抑郁症以来，就开始不断地探究病的起因，既查阅了很多有关抑郁症的书籍，又在网上进行了大规模的"海搜"。

　　精神病专家在谈到抑郁症的发病机理时，大都显示出一种无奈感。首都医科大学精神病学系副教授姜涛说，"人的大脑有 100 亿个脑细胞，而宇宙也有 100 亿颗星星，但目前人对大脑的了解，还远不如对宇宙星球的了解"。

　　高校心理学、精神病学教材对抑郁症起病原因模糊地解答为"病因未明"。

　　日本专家春日武彦在《抑郁症自我诊疗与全面调养》一书中也写道："抑郁症的发病原因和机制现在还

没有定论，但我们已经知道抑郁症与环境、精神压力，以及患者性格等因素相关。"

陆军军医大学（第三军医大学）心理教研室冯正直博士在《抑郁症实质与治疗》中，认为"遗传因素""神经递质""神经内分泌系统""免疫学研究""神经结构及功能"和"生物节律"与抑郁的形成有关。

因此，我认为，抑郁症产生的原因是综合性的，既有遗传原因、生化原因，也有心理和社会原因。它们的相互作用导致了抑郁症的发生。

在众多的理论中，三种神经递质：5-羟色胺、多巴胺和去甲肾上腺素，是普遍受到关注的对象。目前的抗抑郁药的治疗机理，也多以调整肌体的这几种激素的分泌量为靶向。

我对这一理论的通俗的理解是，神经递质对人体的作用，就好比邮差，在人的神经细胞之间传递信息。如果"邮差"投错了地址，"邮件"就不能准确送到。

抑郁症患者就是脑细胞中的邮差"迷路"了。

还有种被认可的观点是"遗传"在精神疾病中有普遍适用性，抑郁症的发病与继往家族病史有很大的相关性，可能是"基因缺陷病"。

由此看来，抑郁症没有那么神秘，既不是性格上的畸形，更不是道德感的缺失，所以当事人完全没有必要有羞耻感，患上抑郁症与患其他病，并无差异，理应得到家人的关爱、大众的理解。

童年回溯

现今流行的有关抑郁形成的理论中，除了生物学理论外，心理学界也对抑郁症有着广泛、持久的研究，比如认知理论、行为理论、人际理论、社会文化理论等，都对抑郁症进行了关注。抛开不同理论的外衣，有一点不容被忽视，就是当事人的个人经历。在我回顾自己的患病史时，童年是不可回避的话题。

3岁以前——事实孤儿

"事实孤儿"又叫"困境儿童"，是指父母双亲虽至少一方尚在，但因为种种原因不能履行对未成年孩子的抚养义务，因而造成儿童事实上的日常生活无人照料。

　　儿童精神病专家斯匹茨认为，人在婴儿时期，特别需要母亲的亲吻、拥抱和抚摸。假如母亲能长期与孩子在一起，那么孩子就能够建立安全感和信任感，从而逐步建立探寻外部世界的勇气。通常情况下，母亲离开婴儿，婴儿便会哭泣，呼唤母亲回来，如果这种呼唤长期得不到回应，婴儿便不会再哭，而是表现出食欲下降、情感缺乏、对周围的事物不感兴趣等。长此以往会为儿童今后的心理健康埋下致病风险。

　　我的父母都是西南最大的钢铁设计研究院的工程设计人员。该院的前身是鞍山黑色冶金设计院，1958年整体搬迁到重庆。

　　我的父母先后于1952年和1954年进入鞍山黑色冶金设计院工作，并在1957年结婚。

　　婚后不久，我的母亲，一个花信年华的女子，在那个时代的潮流中，因为响应党中央"给党提意见"的号召，"躺着中了枪"，被打为"右派"分子。

随之带来的是降职、降薪，从技术员降为工人，工资从每月56元，降为30元，直至被"勒令退职"。次年，我的姐姐出生了。

母亲被划入"右派"，继而被开除公职，全家面临的首个问题就是生计。当时一家三口的生活全靠父亲一个人的工资来维持。后来听妈妈说，我的奶奶当时给了他们很大的帮衬。

我的爷爷奶奶在解放前是青岛的资本家，拥有多家实业和银庄。

解放后，爷爷响应解放军进城后的"赎买"政策，把家产几乎全部送给了新政府，换来了一个"民族资本家"的头衔，在那个年代里尚能够安生。

瘦死的骆驼比马大，奶奶的私房钱成了我们这个小家的保护伞。

5年后我降生了。

就在我刚满1岁不久，组织上就"勒令"我妈妈回山东农村老家"劳动改造",目的是"挖修正主义根子",她的城市户口也随之被吊销。她这一去,已不允许她带孩子。

就这样,我从1岁多的时候起,就没有了母亲的搂抱、抚摸和微笑。

母亲回山东老家改造的路费,是爸爸卖掉了自行车换来的。

妈妈走的时候,我刚牙牙学语,并不怎么懂得失去母爱的意义。

母亲被遣送回农村后,父亲既当爹又当妈。那时,父亲也只有二十五六岁,为了能够让妈妈早日"劳动改造"过关,一家人早日团圆,爸爸拼命地在工作中"挣表现"。

机会终于来了。

单位里有一个到现场施工服务的任务,爸爸二话没说,带着我们姐俩去了。于是,没娘的我们像爸爸的行囊一样飘到了成都。我被安排在了让我伤心一辈子的寄宿幼儿园中。

那时候，爸爸一个礼拜来看望我们一次。有时，他也把我们带到他的单身宿舍去住上一晚。虽然，那一晚，我们父女三人蜷缩在一张单人床上，筋骨得不到伸展，但是我们的小心窝被爸爸的气息熨帖着，极其温暖和安全。我喜欢这样被爸爸搂在怀里的感觉。

但在我的印象中，爸爸每次来接我们时，天色都是灰的，爸爸穿的衣服也是灰色的，爸爸的脸色也是灰色的，一切都阴暗、沮丧、没有生气。

我印象最深的是，爸爸带我们去馄饨店吃馄饨的事。这也成了当时没有任何娱乐活动的我们姐妹俩最开心的一件事。

馄饨店的老板娘是位善良的婆婆。虽然看着一个年轻男子常领着两个年幼的孩子来吃馄饨，但她从来不多问什么，只会在我们的碗里多放点佐料和猪油，有时会给爸爸的碗里多放一两只馄饨。

我小时候很少笑，话也很少，总是爱耷拉着嘴角，也只有在吃馄饨的时候，才能看见属于孩子的轻松表情。我的小嘴在碗边不停地来回蹭着，簌簌地喝着馄饨汤，很是享受。

如今，我和姐姐都已年过半百，还总是爱回忆当时在成都吃馄饨的情景。姐姐说我没过多久，就不再爱吃馄饨了，可看着也不像吃够了的。爸爸一开始怎么也找不到原因，后来才知道，因为这碗馄饨吃完后，我就要去幼儿园了，所以，就故意拖延时间。

我想，从小我的情商就应该很高，因为我从来不直接表达自己的意愿。比如，我想要一只小勺，但大人拿来的是一双筷子，我便会一不哭、二不闹、三不说话，让大人自个儿去猜，让人摸不着头脑，直到大人把我心里想要的东西拿对才罢休。

现在想想都好笑，遇到这样的孩子，大人们真有点累心啊!

　　如今让我来猜猜当年那个"小不点"的想法吧:不敢哭,哭是一种发泄和情绪表达方式,对于孩子而言,采用这种表达方式的唯一安全的对象就是母亲,但母亲没在;不敢闹,因为担心会招致意想不到的威胁,自我保护意识强;不说话,因为说什么也是白搭,没有谁能读懂我的心思,于是干脆闭嘴不出声,这样最安全。

　　半年后,爸爸的现场设计任务完成了,我们终于可以回到重庆的家了,回到那个不到10平方米的家。但是好景不长,爸爸又要出差了,我和姐姐又被送到了叫"少年之家"的地方去常托,也就是寄养。那里白天有很多孩子,但到了晚上,别人家的孩子都被爸妈接走了,只有我和姐姐留在了那间硕大的长方形的大屋子里。那个屋子很大、很空,住着我们两姐妹和一个叫"谢奶奶"的保育员。在我的印象里，屋子放着两排挤挤挨挨的小床，是那种两边有扶手的小木床，绿色的，被那些不愿意睡觉又被逼着非睡不可的孩子用小手指抠出一个个斑驳的洞，露出木头本色。

我从小就怕黑，晚上摸黑起床尿尿是最令我害怕的一件事。黑灯瞎火的，我不敢下床，只有壮着胆子叫保育员奶奶开灯。

说来也怪，这位奶奶白天是位很凶的老太太，满脸横肉的缝隙里，散落着出天花留下的印记。可在漆黑的夜里，我这奶声奶气的祈求，却撩拨着奶奶心底深处的善良，她从未对我嗔怨过。

也就是从那个时候起，我对冲厕所时水箱发出的巨大声响产生了恐惧感。保育员奶奶要求孩子们上完厕所后必须要冲洗。那时的厕所是蹲便，每个蹲坑的背后墙上都挂着一只水箱，它不是用脚踩或者用手指一摁就出水的那种水箱，而是有根绳子，绳子一拉，水就"呼啦啦"地流出来了。

我到现在都没有弄明白，为什么那水声就这么响呢？响得地动山摇，响得震耳欲聋。

所以每次冲水前，"小不点"都要做一番激烈的思想斗争，在拉绳子之前要看好逃跑的路线，然后在拉绳子的同时，伴随着那声巨响迅速逃离。

可以想象，每天夜晚的便便总要这样艰难地一来一往，我要越过那么多的心路历程，还要战胜恐惧心理。如此一来，我在睡觉时便很难安然。我想，长大后的睡眠障碍问题恐怕就是小时候种下的恶果。

就这样，我和姐姐在"少年之家"度过了近两年的时间。其间，每个礼拜天是在哪里度过的，每个节假日是怎么度过的，尤其是春节是怎样度过的，等等，具体细节我都回忆不起来了。

有句话说，时间是最好的心灵安慰剂。因为忘记，所以不痛苦。现在回想起来，在那 500 多天的时间里，一个1岁多的孩子被剥夺了对母亲生理上和心理上的依赖，是一件何等残酷的事情。在这500多天的时间里，孩子幼小的心灵里又积淀了多少郁闷的记忆和符号呢？

从此，我养成了夜里说梦话的习惯。也许这是一种自我排解恐怖感、紧张感的应激反应。直到现在，只要遇到紧张的事情，我在夜里仍然会长篇大论地说梦话。

不仅如此，在寄养的那段日子里，我开始梦游。

记得有一次，我梦到找厕所。

找啊，找啊，哪里也找不到，我的肚子憋得生疼。我四下张望着，终于看到了一间明亮、干净的厕所。这里好亮啊，不用叫保育员奶奶开灯了。我高兴地蹲在上面，脱下裤子，酣畅淋漓地释放着身体里的液体。感到被涨得如气球般的膀胱渐渐地收缩，下腹部也不再隐隐作痛。当我正在继续体会这间明亮的厕所带来的轻松感时，身体下湿漉漉的冰凉感向我发出了信号。

我赶紧睁开眼睛，才发现自己蹲在保育员奶奶的床前，身体下垫着一只棉鞋。

原来，我把保育员奶奶的棉鞋当作明亮、干净的厕所了。

不出意料，这次我被谢奶奶狠狠地教训了。

从此，我梦游的次数越来越多，花样也越来越多。这个毛病一直到我十五六岁都还持续着，最厉害的一次是自己下床走到外面院子里转圈圈。

我想，那个时候，妈妈肯定不懂斯皮茨医生的"母婴依恋"理论的，不然就是死，妈妈也会把我们带在身边的。

3岁以后——扮演妈妈的"保护者"

在我3岁左右的时候，妈妈被允许回到重庆主城生活，但仍然是一个没有城市户口的"摘帽右派"。但对于孩子来说，管他什么"右派""左派"，妈妈就是孩子的上帝！家里有了妈妈，就不一样了。

妈妈回来后，我记得爸爸的脸色从灰色，渐渐变得红润起来，也可以时常听到爸爸哼小曲，甚至吹口琴了。

有妈妈的孩子更是不同。虽然家还是在那间屋子，但是有了"太阳味"的被子和妈妈身上散发出来的"雪花膏"的香味；到了吃饭的点儿，又有了炒菜的香味和炉灶上时常散发的煤炭未燃尽的二氧化硫味。

3岁以后的我，便一直像个"拖斗"，不再上幼儿园，也不再出去乱跑，成天跟着妈妈，寸步不离。

我的童年正是20世纪六七十年代，那时的粮食实行"供给制"。每个城里人的月供口粮是靠国家供应的，其依据就是城市户口。我的记忆中，普通人家每人每月是3两油、1斤白面、1斤大米，剩下都是玉米面、高粱米、小米等杂粮。

根据妈妈的回忆，当时配给我们家的粮食是爸爸每月22斤、姐姐11斤、我7斤，妈妈因为没有城市户口，因而没有口粮。也就是说，我们2大2小4个人，吃1大2小的口粮。我计算了下，我们家4口人每人每天只有0.3斤粮食。除了学龄前的我之外，父母和姐姐根本不够吃。妈妈为了不让正在长身体的姐姐饿着，也不让上班的父亲吃不饱，就只有自己勒紧裤腰带少吃。我的记忆里，年轻时的妈妈身高1米55，体重只有70多斤。那时，我总是看到妈妈吃红薯和玉米面，而她却笑着说，"喜欢吃"。她的碗里很少有大米和白面。后来不缺粮食后，我才知道那是做母亲的本能节制和自我奉献。

说来也奇怪，我从小就很关心家里的这些生活事情，总是要替妈妈盘算着每月的各种票证。

我的妈妈是位勤劳节俭又贤惠的中国妇女。她20年的家庭主妇生活，也让我们这个原本生活拮据的家庭，日子渐渐过得有滋有味起来。记得那时的孩子都缺糖吃，但是我和姐姐每天下午却可以吃到一颗"光身糖"（没有糖纸包裹，四周沾满白糖的五颜六色的水果糖）。虽然只有一颗，但我们几乎是每天按时享用着。

到了周末的晚上，妈妈会拿出平时不会拿出来的有白色花纹的蓝色玻璃杯，我知道，妈妈又要"变魔术"了！要么是一杯麦乳精，要么是奶粉冲泡的牛奶。虽然拿现在的标准来看，杯里的东西真可以用"清汤寡水"来形容了，但在那个年代，真是奢侈品呢！

到了开春时节，妈妈还总会出其不意地在我们肚子"咕咕"作响的时候，像变魔术一样，"变"出一个煮鸭蛋或者煮鸡蛋，有的时候还会有比当时我的小拳头还大的鹅蛋。

这个时候就是我们姐俩最幸福的时候！也是重新回到母亲怀抱的孩子最大的享受！

长大后，总是听妈妈说，小时候，我心思就比姐姐重。每到吃这些稀罕食物时，姐姐总会带着食物撒丫子跑出门，向小伙伴"显摆"。有好几次，她一冲出门就摔一跟头，好吃的也散落一地。而我呢，总是会让妈妈把门关上，自己在家里静静地享用。

妈妈虽然回到城里，但是还经常被安排扫大街，偶尔还会被批斗——站在我们家属院和办公楼之间的那个小广场的台阶上，胸前挂着"打倒摘帽右派宋××！"那时，我的周围没有小伙伴敢跟我们玩的。当时的我，好像也没有愿望要去找小伙伴们玩。我总是待在家里，围着妈妈转。她到哪儿，我就跟到哪儿。记得那时妈妈隔三差五要去学习（参加学习的都是那些被揪斗的"五类分子"），我也拎个小板凳跟着妈妈一块去"学习"。台上讲什么我听不懂，有时听见他们相互指责、吵闹，有时听他们在念"毛主席语录"。我悄悄地坐在妈妈旁边，头搭在妈妈腿上，似睡非睡，静静地等着主持人阿姨大着嗓门拖着浓重的东北腔说："散会！"

　　说来也怪，小孩子没有不好动的，而我小时候这样陪着妈妈"开会学习"却不哭不闹。也许小小孩子的心里也是明白的，这样总比没有妈妈强啊！

　　那段日子里，与其说陪着妈妈开会是打发时间，不如说在这个过程中我学会了忍耐和等待，学会了"享受当下"！也只有具备这种"享受"意识，才能几个小时地静候，这也养成了我心静如水的性格。

　　小时候，除了在心里跟着妈妈一块儿操心家里的粮食要没了、到哪里可以买到杂粮等事情之外，就是跟着妈妈操心"户口回城"的事儿。妈妈被遣送到农村去的时候，城市户口也被同时注销。现在，虽然人回来了，但是没有户口，就等于是城里的"黑人"，不是合法居民。

　　听大人们说，在"文革"武斗中，重庆是全国最严重的地区之一。我们家住在望江兵工厂的江对岸，每到黑夜来临，总会听到"嗖嗖""砰砰""轰轰"的枪炮声。我隔着窗户玻璃，看着子弹如流星般拖着火光划过天际。那时我蜷缩在妈妈的怀里，有了妈妈的怀抱，便不会担心它会对我造成什么危险。

同枪炮声接踵而至、让我惊魂不定的是夜里的"查户口"。有一天深夜，妈妈被带走了。我也不知道是什么人带走了妈妈，只知道这些人身上有枪。妈妈那天出门时穿了一件洗得发白的蓝布外套。正是有了这次不敢发泄的生离死别，这件蓝色外套，几乎成了我童年印象中妈妈的标准形象。妈妈临走时抱了抱我，没有说话。第二天，爸爸在家里蒸了雪白的馒头，放在铝制饭盒里，外加几个广柑，一同给妈妈送了去。看着爸爸拎着饭盒的背影，我的小心脏锁紧了，蜷曲在小床上大气不敢出。不记得过了多久，爸爸回来了，说没有见到妈妈。但是饭盒不见了，爸爸说是让人带了进去。那一天我的小心思一直在担心饭盒去哪儿了，妈妈收到没有呢？直到当天黄昏时分，妈妈回来了。

果然，饭盒以及饭盒里的食物妈妈没有收到，饭盒更不知去向。那一夜，爸爸和妈妈说了很久的话，但是说些什么我不知道，也听不懂。后来才知道是"红卫兵"中的两派，在互相查窝藏的"嫌疑人"，误把我妈妈当成他们的"敌人"，把她抓去了。

从那次以后，直到长大，我对"查户口"三个字，会条件反射地感到紧张。待我工作后，因为工作性质也会参与一些"查户口"的具体工作，我也会打心眼儿里同情那些被查出没有户口的人。因为在那个年代，在城市居住的"黑户"太多了。也许他们也跟我们家一样，有很多不得已的隐私。

我的童年有太多的无奈，也正是在这种无奈中锻炼了我的坚韧和发愤图强的品格，又或许，后来我在工作中追求完美、不甘人后与这段经历也有很直接的关联吧。

　　在我所掌握的关于抑郁症的研究资料中，对这类人群的童年成长经历的剖析并不多见。不知道我的童年经历是否为我日后的抑郁症埋下了隐患。在这里我仅仅做个故事陈述，给医学家们提供临床案例以便研究吧。

药罐子里泡大的青春期

1977年，正值中年的父亲以极大的热情投身攀枝花钢城的建设。那年，我正读初中二年级，同父母一道成了随从家属，来到了当时的渡口、现在的攀枝花这个西南边陲山区。

此时，中国的历史已经在悄悄地发生着变化，只是我们还没有察觉。我，一个十五六岁的花季少女，在充满阳光的矿山里过着上学不写作业、放学撒丫子满山跑的日子。

我觉得，那个时候的天，除了下雨和夜晚，时时都是充满着阳光。

有一天，妈妈带回来一套习题，是来自重庆巴蜀中学初中数学和语文的考试卷子。面对密密麻麻的试

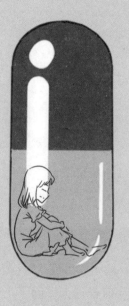

题，我傻眼了，有多半以上的题我都做不上甚至都没有见过。妈妈拿过几乎空白的卷子，什么也没有说，而是开始收拾行李。一个星期后，我回到重庆，并在我原来就读的巴蜀中学初二10班插班复读。

回到重庆后，我才感受到恢复高考给学生们带来的刺激和压力。这是我在渡口时完全没有的氛围。

即将面临中考的我们，压力一点也不比高考生弱。因为能否继续在巴蜀中学上高中，不是户口所在地能决定的，而是要拿中考成绩说话。于是我在毫无心理准备的情况下撞进了备考状态。

初中二年级暂且平稳过渡，紧接着便进入了初三的冲刺。心理准备尚缺的我，一个劲儿地查补各种落下的知识，时间不够就起早贪黑。十五六岁、正值青春期的孩子，每天的学习时间几乎用去了十七八个小时。

我就在那段时间，养成了喝茶的习惯。记得我在偶然中知道喝茶可以提神，于是，我在别的孩子大口喝"老荫茶"或者汽水的时候，学会了喝茉莉花茶。这也成了我延续至今的习惯。

凭着"茶多酚"的外力，我在不断透支着自己的内力。"一定要考上巴蜀"的信念，支撑着我与其他小伙伴进行着龟兔赛跑的比赛。个性要强的我，不愿示弱。功夫不负有心人，中考结束，我以优异的成绩考上了巴蜀中学高中部，而且考进了"重点班"。

但高中刚开学后不久我就大病了一场。

记得是上高中后的第一次数学考试。那次考试我出现了第一次"不及格"。回到家我发起了高烧。也不知烧了几天，也不知睡了多久，只记得我醒来后，看见妈妈长舒了一口气。突然空气中飘来了一股麻辣小面的味道，让我的味蕾悄悄打开。

"妈，我好了！"

吃过小面，身体还显虚弱的我，背起书包就要去上学。

"明天再去吧?"妈妈试探着说。

"不,今天有数学课,不能再落下课了!"我执意拖着沉重的双腿走出家门。

从此以后,三天两头我就会出现极度嗜睡的症状,每次持续一周左右,然后症状会自然消失。每次发病,我也没有吃药,其实也不知道吃什么药。

反正昏天黑地地睡几天几夜后,自己又会慢慢地好起来。对于昏睡,自己感觉很短暂,实际上已经是几天过去。我只能从每块僵硬的肌肉和几乎断裂的腰椎判断,这种睡眠是不正常的。

这种情况出现后,我的饭量也越来越小,接近一米六身高的我,只有不到80斤的体重。

妈妈开始从关注我的学业转移到担心我的身体了。看着一天天消瘦下去的我,她越发不忍心了。我们母女从此成了医院的常客,走遍了重庆的各大医院。

查了半天,我的五脏六腑都没有什么大毛病,内科医生给出的诊断结果是"神经性厌食症"和"植物神经紊乱"。但在当时的医疗水平下，医生好像对这个病也束手无措，既说不出原因，也开不出对症的药物。

直到有一天，我发现自己每到下午两三点钟就会潮热，体温在 37.8～38℃左右，且这种情况往往在春天尤为厉害。

于是，医生们对我身体的判断从"植物神经紊乱"转移到怀疑有"结核"，只是还找不到在身体哪个部位带有结核病菌。

于是我做了结核菌素试验，可结果是"阴性"。没有结核原本是好事一桩，但我很沮丧，因为我的病痛仍旧存在，我身体上的痛苦感并没有减轻。

我的姑姑在北京协和医院上班。无奈中，我们母女二人又踏上了北京求医的旅程。

这期间，我的嗜睡症状还在不断出现，每天的饭量不到 2 两。

北京协和医院成了我们这次赴京的希望，希望在这里能够找到病因。

全套的检查做了个遍，主要指标都基本正常。但是在三次"结核菌素"检查中，有一次是"阳性"，其余两次是"阴性"。究竟哪个是真相呢？由于我总是主述腹痛，所以内科医生又增加了一项肠道钡餐检查，结果显示在我的升结肠处发现了一块阴影。医生给出的结论是："肠道结核"，后面还是有一个"？"。

也就是说，怀疑肠道结核，但不能确诊。

我的病痛仍然持续着。

因为我又再度出现小腹痛，内科医生建议应该再去看看妇科，看看是否在妇科的哪个器官上有"东西"。

有经验的妇科主任把注意力放到了我的盆腔里。于是，我又接受了"肛检"，以探察盆腔各部位是否正常。这种听起来就让人十分不舒服的检测手段，对于我来说已经不是会让我恐惧的事了，因为查不出病灶才最让我恐惧。

在那里，医生大概发现了什么，立即与前面给出疑似"肠道结核"的内科医生会诊。

他们反复查看我的 X 光片子，说着些生涩难懂的医学术语。最后，大概是内科被妇科说服了，医生给我下的诊断结论是"盆腔结核"。

这次，终于能够给自己一个交代了——我没有说假话，我不是无病呻吟，我真的有病，我得的是"盆腔结核"病。

正常人的内心一定是害怕生病的，而我却在医生给出"盆腔结核"的结论后感到轻松和释然，仿佛看到诊断证明上的结论在冲着我微笑，也仿佛看到了希望。因为无论是什么"结核"，在当时的医学条件下已经是被征服了的疾病。

医生给我开了"异烟肼""利福平"等抗结核的药。我知道这药有很大的副作用，但是我仍义无反顾地吞了下去。我相信，吃下这些药片，我的病就会好了，我就可以重返课堂了。

带着检查结果和一大堆药，我们就要离开北京了。临走前，医生把妈妈叫去隔壁，单独说了些什么。妈妈告诉我说，医生建议我休学，同时给我开了诊断证明，上面赫然写着"盆腔结核、建议休学"。

我带着那个"诊断证书"回到重庆，像逃兵一样办理了休学手续，离开了我的那些"学霸"同学。那一年是1979年，我念高一。后来我们这班学生考上清华、北大、同济、复旦、人大、上海交大、中科大等国内名校的20余人，成了重庆巴蜀中学高考史上的奇葩。

从此，我跟高考失之交臂。我这个长得像豆芽菜的女孩，连背书包的力气都没有了，在妈妈的搀扶下回到了家里。

在休学的两学年里，我吞下了大量抗结核的药物，低热现象有所好转，但是对天气的反应越加敏感。重庆的冬天很容易出现阴霾。尤其是那个年代，雾气比现在还要严重许多。因此，每到阴雨绵绵的日子，我的身体就会出现极度的虚弱感和乏力。往往这个时候，我就会躲进被窝里，傻傻地昏睡。也只有在昏睡里，才可以找到安全感和归宿感。

我还是会经常看医生，但是医生除了让我吃抗结核的药之外，最多给我加点"谷维素"。可是我总感觉身体中的神经会定时地不按轨迹行走。当它乱来的时候，我就要昏睡。这种感觉在当时没有一个医生能解释为什么！

我就在这种"疑似盆腔结核"的结论中，安抚自己，也在种种抗结核的药物中麻痹着自己。

再后来，妈妈已经不再指望我能考上大学了。我自己对自己的定位也是能够拿到高中文凭就心满意足了。

1982年，我终于"冲"进了高考，并超过了那一年的录取分数线，但最终因体检不合格落榜了。由于吃了大量的抗结核药物，其间又受"突发性耳聋"的影响，我的听力急剧下降，曾经一度双耳失聪。我跌跌撞撞地走完了高中生活，最终与大学无缘。那一年我20岁。

青春韶华，回归正常

借改革开放的东风，国家在政府机构改革中增设物价局这一部门，并意欲在各地的高考落榜生中筛选成绩靠前的进入其中工作，我被提名并"中榜"了。当时父母考虑到我的身体状况，劝说正在准备高考的我报了名。

虽说这个工作的内容与我的爱好和追求相去甚远，但是，在病体的拖累下我屈从了。

新的环境、新的生活模式让我暂时告别了阴霾。

二十出头的年纪，正是谈婚论嫁的时候。我自己当时也有比较明确的定位，也认为自己该嫁人了。

就在这个时候妈妈告诉我一个隐情：当年医生背着我单独跟妈妈说的还有一件事，"这孩子今后很可能没有生育功能"。因为盆腔结核往往伴随着盆腔炎症，大概率会造成输卵管堵塞，因此终身不孕也就不难理解了。

我带着"可能不能生育"的判决书，跟每个可能跟我恋爱交往的男生"如实交代"。在吓退了几位后，我更加坚定了这样的做法。因为不是所有的男人或者他们的家庭都能接受一个不能生育的女人，毕竟传宗接代不仅是已婚男女的义务，也是社会的义务。

我的先生是一个特立独行的男孩子。我们是高中同学，但我们不是中学时期的早恋。因为那时的我们都情窦未开，再加上被学业压迫，还不懂得谈恋爱。

在高中毕业八年后，我们都在各自的岗位上努力工作着，一次偶然的机会让我们邂逅，然后开始恋爱。记得当时我又"如实供述"时，他的回答很轻松：无所谓，恋爱是自己的事，婚姻也是自己的事。现在回想起来，还真是年少轻狂呀！

　　好在上帝奖励了我的诚实，婚后一年多我怀孕了，一切担心都烟消云散。

　　回味前半生的经历，不得不说谚语果真是生活哲学的提炼。"上帝关门又开窗"的谚语已经不再是美国牧师的专利，我的个人经历也是最好的写照。

父亲的抑郁症

2007 年，是我父母结婚 50 周年的"金婚"之年。我和姐姐商量要给父母举办一次"庆典"。这对于平时连生日都不庆贺的父母而言，是浪费或者多此一举。我明显感到了父母的心理负担，但又碍于我们的热情也就勉强同意了。于是我跟姐姐分了工，选定了时间，便开始了金婚典礼的筹办。

第一件事就是整理老照片，我把这个任务交给了老爸，因为父亲平时就擅长收集整理各种文档和图片资料。他会把平时阅读的报纸杂志上的精彩短文，剪贴下来做成自己喜爱的"文抄集锦"。按理说整理老照片这件事应该是老爸得心应手的事，然而这次他却做得十分困难。

父亲是个行动力和执行力都很强的老工程师，但是这次整理老照片的工作却迟迟未开工。我打电话催过他无数次，说再不把照片找出来，做视频就来不及了。妈妈为此还不断地埋怨爸爸。等到照片找出来后，扫描和编辑工作虽然安排给了专业人员操作，但是中途有些文字内容需要爸爸亲自参与审稿。这要是放在以前，也是爸爸乐此不疲的事，但是，这次我又看到了爸爸的延缓和"怯弱"。他找出种种理由推三阻四，并且在不得不做的过程中，始终在抱怨不应当启动这件事，抱怨这件事是如此麻烦，等等。我当时只是把爸爸的这种抱怨理解成"怕花钱"，全然没有当回事。

庆典中还有一个"感恩"环节，需要父母亲手制作小礼物送给来到现场的嘉宾朋友。妈妈很自信地建议用她在老年大学里的中国画习作做一个精美的小台历作为礼物。这个建议立即被我们大家所接受，翻拍画册的任务自然又落在了老爸身上。

　　拍照原也是爸爸喜欢的事情，但是这次他又"举步维艰"。无奈之下我只有自己动手以加快进度。

　　吸取了前期筹备工作中的教训，当程序进展到邀请嘉宾环节时，我提前打电话通知父母，把邀请的嘉宾人员名单先草拟出来。没想到，我拿到的名单上面，字迹被涂改得模糊不清。我问妈妈怎么回事，妈妈说："就这么点事，你爸爸总是犹豫再三，定了又改，改了又定，就成了你看到的这个样子了。"我一笑了之，心想，听妈妈这口气，老两口一定又不知发生过几场"争论"了。为了搁置争议，我大声对着父母说："那我就按照上面能看清楚的名字定夺了。"老爸没有吭声，我自动理解为他是默认了。

　　由于我工作的原因，父母的庆典时间被安排在这一年的最后一天——2007年12月31日。可临近庆典的时候，父亲突然提出取消庆典，说我们是在"胡闹""乱花钱""瞎折腾"。对此妈妈还老大的不高兴，说

"怪老头的倔脾气又上来了"。我把父母的这些一来二去的争执当作"老还小"的"磨嘴皮子"，没往心里去。

就在我们乐滋滋筹备庆典的时日里，父亲的情绪日渐低落，成天萎靡不振。面对平日里驾轻就熟的小事，不仅"举步维艰"，而且总是愁眉苦脸、心事重重。有病从不乱吃药的父亲，这期间多次去医院检查，所得检查结果除了"糜烂性胃炎"外，其余的各项指标都在正常范围。于是我们把重点放在父亲的胃病上面。我也拿着父亲的胃镜片子找到各方面医院的医生了解是否有"胃癌"存在的可能，得到的答复都是否定的。我及时把这个结论告诉郁郁寡欢的父亲，以为他听到这个消息可以宽心，谁知爸爸还是成天唉声叹气。因为爸爸的胃病，妈妈每天给父亲"开小灶"单独制作饭食。爸爸从小是在"资本家少爷"的氛围中长大的，对于妈妈的"特殊照顾"也心安理得，我们做儿女的也习以为常了。但这一次，爸爸在这样的精心呵护下仍然郁郁寡欢，失眠程度日渐严重。

这一年的年夜饭，父亲的郁闷，使得全家人都高兴不起来。

以往，父亲最喜欢吃螃蟹，只要螃蟹一上桌，就听见他哼着小调、酌口小酒、慢慢地挑着蟹腿里的肉，然后一点一点地在嘴里咂巴，那个享受啊……

可是，这次的年夜饭上，父亲面对一大盆红彤彤的螃蟹，毫无兴趣，更听不见他哼小曲的声音了。饭桌上少了这个声音，也就少了许多欢乐。

谁也想不到，这个春节竟然是我们与爸爸过的最后一个年了！从那时起，爸爸总是成天紧锁着眉头，收缩着面容。他的这副表情在我的脑海里定格，直到爸爸走，我再也没有见到他的面容舒展过。

因为当时我自己已在接受抑郁症治疗，了解一些这方面的知识，我就跟妈妈商量，过完春节就送爸爸去心理科检查。但是爸爸根本就不接受抑郁症这个病，只是反反复复说自己就是胃病，没有其他病。他甚至对"病"字都十分敏感，不允许我们在他面前提。

有一天我推开家门，看见妈妈坐在沙发上，爸爸不在。妈妈朝阳台方向给我示意，父亲在那里。我轻轻走过去，见父亲在狭窄的阳台上反复踱步，并且不断地用拳头敲墙，发出砰砰的响声。看到这里，我坚信父亲此刻的状况是极度焦虑的表现，现在的问题是怎样劝说父亲去医院看病。

我换了种轻松的语气叫爸爸进屋来坐坐。阳台门打开，父亲颤巍巍地进屋，嘴里自言自语地说，"我没有病""我就是胃炎"。说着，爸爸竟然直奔沙发，跪在妈妈面前，哀求地说："求你了，不要送我去医院，我不看病，我没有病。"眼前的这一幕，使我惊愕了！这哪里是我的父亲呢？我那谈笑风生，喜爱京剧、快板、评书的父亲去哪了？为此我更坚定了送父亲住院的念头。

　　我和妈妈几乎是把爸爸绑架去了心理咨询科。由于我还要回合川上班，所以，爸爸到了医院后，这里的一切就交由妈妈配合医生全程护理了。

　　爸爸入院后，被界定为24小时全程看护型病人。妈妈当然是第一看护人，而且爸爸也只要妈妈陪护，我们都被"骂"出了门外。

　　入院后的整个白天，爸爸都显得焦虑不安，总是重复表述一句话："我没有病""我没有病"……

　　入院第一晚，按照医嘱，爸爸喝了一剂药后，进入了"睡眠"状态。事后才知道这是一种镇静剂。第二天上午8点多钟我到病房时，在药物的作用下，爸爸还没有醒。妈妈在耐心地唤醒爸爸。

　　好一阵子，爸爸睁开了眼睛，迷迷瞪瞪的眼神游离不定，口齿也不清楚，反应迟钝，态度冷漠。当妈妈扶爸爸坐起来时，我看见床铺上一大片尿渍，我知道，昨晚爸爸小便失禁了。

接下来最艰难的事情就是劝爸爸吃饭。我把早餐放在餐桌上，与爸爸对视着。老爸生硬地拿着筷子，机械地翻动着眼前的小菜，嘴里还不停地嘀咕："一定要吃吗？一定要吃吗？"我在一旁不断地鼓励他："吃一口吧，吃下这一口，你就会感到身体有力气了！"食物在爸爸的嘴里不断翻腾，就是不被咽下。对于爸爸的反应，我很理解，当人的神经紧张焦虑时，的确会导致吞咽功能下降。

医生对父亲病情的诊断是"双相情感障碍"①。

在后续的治疗中，随着抗焦虑药物的浓度在血液里逐渐增强，父亲的焦虑程度明显减轻了，随之而来的是异样的兴奋和高兴。

兴奋快乐中的父亲，往事的记忆闸门骤然开启，

---

① 双相情感障碍是一种既有抑郁发作，又有躁狂发作的疾病。躁狂相的特征是兴奋、激动、乐观、情感高涨；抑郁相恰是另一个极端，是悲观、呆滞、情感低落、思维迟缓、运动抑制。二者可交替循环发作，一个阶段化悲为喜，一个阶段又转喜为悲。

儿时的故事一页一页地翻过，还不厌其烦地讲给我们听。他一会儿给我们讲小时候怎么逃过日本兵的铁蹄，一会儿讲我爷爷被日本鬼子抓进大牢，一会儿讲我爷爷的发家史，等等。可让我奇怪的是，他怎么就不讲自己长大后的事情呢？后来，随着我对疾病认识的深入，我揣测也许父亲当时在病态下，受潜意识的支配，无意识地认为讲小时候的事情最为安全。

突然有一天，我的办公室响起了一串急促的铃声。提起听筒，里面传来父亲极为亢奋而洪亮的嗓音："璐啊！我今天好多了！"接下来的声音里却带着哭腔。

我越听越不对，就让他把电话交给妈妈。妈妈说，他就是急于找人说话，四处打电话。

我联系医生，医生说这种极度亢奋是用药后的一种常见病态，待持续用药一段时间后就会慢慢好转。

2008年5月12日，这是中国人永远记得的国难日。那一天，那一时刻，我的父母正好在医院度过。

爸爸出院时已是6月份了。为了躲避重庆的酷暑，他们到成都姐姐家里过夏。

整个夏天，爸爸的病情时好时坏，但是在妈妈的监督下还是能基本保证按时吃药。这时爸爸的睡眠情况已经较住院前大有好转，全家人紧缩着的心也开始放松下来。

这年的8月，儿子要出国留学了。我们带着儿子到成都跟姥爷道别。谁料到这次竟成了永别。

这也是我最后一次见到爸爸。那时我感觉他的精神比住院时好多了，但是与以前健康的时候比，简直就是天壤之别，而且他对什么事情都无兴趣。以前只要一说到美食，爸爸总是哼着小曲静静地听着我们"瞎摆活"，然后乐呵呵地跟着我们下馆子，结账时还总忘不了提醒我们打包。可这次却听不到这些插曲了。一直紧锁着眉头的爸爸，很不情愿地往嘴里送食物，还老是抱怨这个辣了、那个咸了，反正什么都不如他的意。席间我张罗着让儿子跟姥姥姥爷合影留念，要知道，我们家的这些事情在以前总是爸爸张罗的，现在他不仅毫无兴趣，而且还抵触我们这样做。

虽然爸爸经过了住院治疗，但是我们全家包括我在内，对情感障碍的危害及其严重后果仍然认识不足。我们还是以常人的思维在对待这个病以及病人。

吃罢饭，爸爸没有一点想挽留我们的意思，拉着妈妈直往回家的方向走。我心里多少有点不高兴，但是又担心妈妈，就装作没事一样跟他们道别，打道回府了。

妈妈说，那次我们分手后，爸爸就一直兴趣不高、不愿意出门、食欲不好，每天晚饭后都是勉强到小区里散步。初夏时节的花园里，各种树枝都生机勃勃，夏季时节的花也都绽放着。正常人在这种环境里是能够萌生喜悦的念头的，但爸爸就是高兴不起来。有一段时间，爸爸对小米粥感兴趣，妈妈就天天给他熬小米粥吃。不久小米粥吃够了，他又重新回到什么都不好吃的状态，整个人一直在消瘦。后来，对黄花鱼又产生了点兴趣，一次能够吃完一条3两大小的鱼。妈妈为此还高兴地打电话告诉我。但好景不长，没过几天也不爱吃了。可以说，让爸爸吃饭成了每天最艰难的事。

妈妈回忆说，这期间爸爸是有过反常举动的。比如，他总是望着溪河里的水发呆，喃喃地说："这水好凉啊！好脏啊！"还有一次，妈妈说我给爸爸配的那副老花镜她戴着也合适，爸爸回应说："那你就留着戴吧。"

书上说，抑郁症（准确地说，父亲得的是双相情感障碍，与抑郁症同属心境障碍大类）病人在自杀前是有征兆的，只是因为我们缺乏常识性的判断而忽略了这些反常的征兆。

我爸爸以前是一个谨小慎微的人。在住院时，医生发现他随身佩带的钥匙链上有一把陪着他几十年的小刀，医生要没收，说是怕他出事。他则反复地对我们说："我才不会自杀呢！到时候那个讣告上怎么写呀，能写'王××自杀身亡'？这样对家里人影响多不好啊……"

正是因为他以前有过这样的表态，加上他平时胆小怕事的性格，我们才忽略了他有自杀的勇气这个事实。

2008年9月19日上午，我正在重大上课，突然接到丈夫发来的"马上回家"的短信。我丈夫从未以这样的口气对我说过话，我预感到灾难降临了。

车停到家里楼下，丈夫已在此等候多时，从他严肃而又坚定的表情中，我更加猜到家里出大事了。

"爸爸没了……是自杀……"

我的脑子轰然发蒙，思维在瞬间停滞，但转瞬间，我又好像什么都明白了，"这一天最终还是来了……"我长啸对苍天。

我们抓紧收拾了些东西，启程奔向成都。爸爸是在成都的姐姐家走的，享年75岁。

【老年抑郁症】①

个体进入老年后，身体机能明显下降，容易生病，与此同时，退休、丧偶等变化，会使当事人觉得自己失去了生存的意义，这些都是导致老年抑郁的因素。

老年抑郁症有一些特有的症状，具体如下：

•与其他年龄阶段相比，患者的抑郁症状不是很明显，周围的人会觉得老人不太像抑郁症，而觉得是人老了性格发生变化。

•患者会对自己身体的不适格外在意，由此会表现出明显的疑病症。大多数患者会出现各种疼痛和腹部不适。我们必须知道，老年人通常通过这些躯体症状来表现自己内心的痛苦。

•患者食欲不振，体重下降，严重者表情会出现呆滞、行动缓慢。

---

① 〔日〕春日武彦监修，李友敏译《抑郁症自我诊疗与全面调养》，南海出版公司2010年1月第1版，第28—30页。

•有时被误诊为痴呆症。

•焦虑明显，有时会出现自杀念头。老年人往往会认为自己"给大家添麻烦"，或者觉得"还是离开这个世界好"，而最终选择了自杀。

•出现妄想。老年抑郁症中，患者有时会出现妄想症状。如，"我的内脏已经腐烂，活不长了"。妄想分为多种，有妄想情绪（总觉得周围有异常），心理焦虑（觉得恐惧），牵涉妄想（认为身边人的行为与自己有关），被害妄想（认定街坊邻居以及同事，或者秘密组织都在散播自己的坏话，都在着手准备各种攻击和陷害自己的内容）。

不应回避的抑郁症困境

2011年10月，中国"首届抗抑郁药物论坛"在上海举行。会上曾给出了这样的统计数据：全国地市级以上非专科医院对抑郁症的识别率不到20%，抑郁症的误诊率高达50%。即使在上海，综合医院的内科医生对抑郁症的识别仅为21%，换言之，将近80%的抑郁症被误诊或漏诊。

就目前而言，社会上仍旧存在着对抑郁症的多种错误认识。这些错误认识既有来自社会的误解，也有患者自身的污名化。正是这些错误认识，严重影响了抑郁症患者的及时治疗，也使得这个本可以被治疗的疾病，被人们在无知中耽误了。

困境一：抑郁症不是病，而是性格甚至思想上出了问题。

"追求完美"在心理学看来是"一种伤害的武器"。这种人的情感世界极为脆弱，所以他们会制造周身的"阳光点"以与周围真实世界隔离，他们会塑造一个虚假的自我，然后在这种"阳光的自我"中躲避真实。

就如我在前文里自述的症状一般，抑郁症患者会表现出情绪低落、反常、易怒等变化，身边的人往往也发现了他们的这些变化，但是总会归因为性格原因。当初，我的家人也在背地里埋怨我说："这个人怎么变成这样了呢？"我的父母甚至把我的这种反常行为归结于我"工作上进步了"因而"骄傲自满"的结果。这也导致家里人对我长时间的不理解，甚至家庭关系紧张。

诗人海子也似曾患有抑郁症，并因此而卧轨自杀。

海子生前的挚友西川说："要探究海子自杀的原因，不能不谈到他的性格。他纯洁、简单、偏执、倔强、敏感，有时沉浸在痛苦之中不能自拔。"

抑郁症患者还有一个特点，就是这种反常的情绪常针对亲近的人发作。就拿我来说，面对单位里的同事和领导，我会压抑住这种情绪，但是回到家里就加倍地释放，特别是对孩子、对父母，更加地放肆。每次发泄后又感到自责和后悔。因此两种互相排斥的情绪反复地折磨着我。

摘录一篇日记与大家分享：

2008年6月9日　晴

【日记】

今天是吃中药的第七天。早上起床，我还是感觉到头很沉重。打开手机，见梅菁①发来几条信息，正准备给她回复，保姆来跟我说工钱的事，一下子就让我的心情烦躁，冲着保姆发了脾气……

---

① 我的闺蜜，现在美国。

下午又去保姆市场请保姆，不顺利。回到家，GS又送来蒸汽挂烫机。电话里我让父亲先帮我垫着500块钱。回家后，送货的人还没有走，爸爸就当着送货人的面说："我们把家里所有的钱都凑上了。"（其实当时我父亲也正在重度抑郁中——注）这句话让我很窝火。

下午这件事一直挂在我心上，不舒服。跟妈妈闲聊时我又谈起此事，越说越生气。妈妈也生气了，冲着我说："你不要以为自己了不起，家里人你谁都看不上！"我更生气了，还摔了东西。当时，我很冲动，冲到厨房里拿刀，被爸爸挡了下来。

我不停地哭，从下午哭到晚上。老公回来后，拉我出去快步走，这期间，眼泪也没有停过。我知道此时的情绪是不正常的。但是从吃药到现在已经几个月了，心情还是不见好转。吃中药也是一个多星期了，也没有太大的改变。老天，这是怎么回事呀？我是不是好不了了？我怎么成了一个魔鬼般的人哪？谁都不喜欢我，谁都讨厌我！我怎么就这么令人讨厌哪？！

　　我这个病还能好吗？这样下去，不仅我自己难受，家里人也很难受。他们都在为我提心吊胆。我的脸色就像家里的晴雨表，家人看我的眼神我很难受！尤其是苗苗在这里。这个孩子很敏感，我担心他受伤害。楷楷这几天也在备考，我不仅帮不了他，还让他担惊受怕。我呀……是个什么人呢？我对得起谁呢？

　　爸爸妈妈都是70多岁的人了，我在他们面前撒野，真是不孝！

　　我给妈妈发了短信，承认错误了！

　　从这篇日记的记录中，折射出一个抑郁症患者的复杂心理。他们会把事情人为地扩大，同时，缺乏正确的判断能力和自控力，且伴随着强烈的自责感。这种事后的自责不亚于冲动当时的痛苦。

　　按照"抑郁的生物学理论"，这些看似发生在情绪和思维上的改变，其实与人的大脑生理功能等诸方面的改变有密切的关系。如神经递质5-羟色胺的缺乏与抑郁不无关系。那些正常人眼中看似怪异的表现，其实是病症。抑郁症患者的异常情绪反应不受道德的约束，更不是意志力可以控制的。正如我的心理医生告诉我，不要指望在抑郁困扰时，能够凭借意志力去克服，那是很不人道的要求。

所以，大家对我们身边的抑郁症患者请不要有偏见，更不要轻易给他们扣上"性格怪异"的帽子，要及时帮助他们找到专业医生，尽早诊断治疗。

困境二：抑郁症就是精神分裂症

很多人误认为抑郁症就是精神分裂症，或者患上抑郁症就会发展为精神分裂症。其实这是两个有着根本区别的疾病，不能混为一谈。这两个病唯一的联系在于同属于精神科范畴，但是它们的发病机理完全不同。抑郁症患者个人的自知力在一定程度上受到了影响，但是还不至于完全丧失，而精神分裂症患者的自知力则可以认为是完全丧失。

从症状上来看，抑郁症患者的主要特点是典型的"三低"特点，即情感低落、思维迟缓、意志活动减退，最极端的病例中也会出现幻觉、妄想等精神显性症状，但通常与当事人所处环境及事件有关，与精神分裂症的妄想症状仍有不同。精神分裂症患者的幻觉和妄想症状多种多样，但往往无事实根据，无法说服他人。

困境三：强烈的病耻感

还有的人在患上抑郁症后会产生如同患上性病或者艾滋病一般的病耻感。病人以及周遭的人对"抑郁症"觉得不可理喻，认为患此病要么与个人意志有关，要么与品格有关。因此，病人一旦被诊断为抑郁症后，会伴随着强烈的病耻感，不敢面对，更不愿接受。其实，抑郁症就像感冒一样，是一种疾病。人类吃了五谷杂粮必然要生病。生病，包括躯体疾病和心理疾病两个方面。因此，任何人都不能保证"我能拒抑郁症于门外"，这好比谁也不能保证自己不会感冒生病是一个道理。现代医学发现抑郁症产生的机理与5-羟色胺等神经递质的缺乏有关，也找到了补充这些神经递质的药物。在临床中，也有大量的经治疗好转的病例。因此，对"抑郁症"，不应该谈之色变，更不可以此为耻。

困境四：治不好的抑郁症

抑郁对人最大的影响不是悲伤，而是让人失去活力，让人找不到任何动力。无论你是醒着还是睡着，无助和乏力都把你捆绑得没有丝毫力气。但是你又分明感受到自己呼吸的存在、消化的存在、排泄的存在……然而，除此之外的生物活力跟你的身体是脱节的。一种行尸走肉般的自责感困扰着你，何时能够挣脱这个束缚又是无法预见的。于是，绝望感和无助会越发刺激抑郁症患者的情绪，直至把病人拖入无底深渊。

精神病学界对抑郁症的定位是高患病率、高复发率、高致残率、高自杀率、低识别率、低治疗率的精神障碍。这种界定听着让人失望，甚至绝望，然而根据《中国抑郁障碍防治指南》的研究，虽然抑郁障碍复发率高达80%，但大部分患者经过抗抑郁药的治疗，都能够明显好转，甚至可以保持痊愈状态。只要做到监控好情绪波动，足剂量、足疗程地治疗，保持健康的生活方式和有效的心理咨询及治疗，就可以减少抑郁症的复发。

电影《丈夫患上抑郁症》里的高崎，服药后自我感觉明显好转，脸上有了光泽，眼睛绽放出了光彩，夫妻之间的情感交流也正常了。

我在前文也在多处描述了自己服药后的身体良性变化。在我的感觉中，服药后的最大变化就是"精气神"回来了。

可以说，抑郁症是否能治愈跟病相关，但更与你对疾病的认识有莫大的关系。积极地改变自己的认知，在科学合理的治疗方案的指导下，一定会重新生活在阳光下。

拥抱抑郁

我经常会问自己，我为什么而来到这个世界，又为什么而生存？我也会问自己，我为什么会得抑郁症呢？或者说什么情况下我才"染上"抑郁症的呢？

第一个问题，是经典的哲学命题，人类历经千年，依然在探索；第二个问题是科技前沿问题，到目前为止，现代医学仍旧无法给出准确的答案。也许正因为我会时常去想这些没有答案或者不能用一两句话解释清楚的问题，我才出了"问题"吧？也许正是我太看重"我是谁"，所以给自己的内心增添了无穷的限制和约束。

有一次，朋友带着我玩一个游戏，规则是一群人戴上眼罩跳舞，跳什么不重要，但是要求和着音乐舞动，没有叫停前不能停下来。在开始前，组织者已告诉大家，你是安全的，不用担心蒙上眼睛后会有肢体受到碰撞的危险。

音乐开始了，我随着音乐开始了舞蹈。音乐时而欢快、时而激越、时而舒缓。舞动10分钟后，我的血液流速明显加快，心底生出了离开原地的愿望，想去触碰一下自己手臂展开之外的世界。就在这个念头出现时，我感到自己的眼前或者身前有一堵墙，它在随着我身体的摆动而跟着我移动，并且越来越向我逼近，甚至会倒向我。此刻我很害怕，担心会撞上这堵墙。这时我的耳边响起了朋友的话，"在舞蹈的过程中你是安全的，无论你想到什么，都不能停止舞动"，于是我继续踩着节拍舞动。

我尝试着挑战自己："能否试着往前跨一步？"

"看看眼前究竟是墙还是人？"

于是，我小心翼翼地迈开步伐，尝试着向前跨去。

这一刻，没有任何阻挡，刚才脑子里出现的一堵墙的景象并没有呈现。此时，我开始放下芥蒂，舒展肢体，尽情享受着音乐带给我的心灵涤荡。

游戏结束后，朋友让我谈谈感受。

我说，我们习惯了在心里设限，其实平添了无数本不存在的假设，让我们在假设中作茧自缚。

这个游戏让我联想到古希腊的斯多葛学派的观点，他们认为，伤害我们的并非事情本身，真正使我们恐惧和惊慌的，也并非外在事件本身，而是我们思考它的方式。

"菩提本无树，明镜亦非台"，似乎跟这个观点有点契合。

游戏中感受到的那堵墙就是自我设限的结果，突破，其实就是从解除自我设限的枷锁开始。

一直以来追求积极进取、承担责任、无私奉献、任劳任怨的个人品质，已经深入我的骨髓，融进我的血液，形成了我的人生观、价值观、世界观，是我人生追求的动力和精神支柱。尤其是在从检30年的工作经历中，既有过得陇望蜀地在电视台、电台当主持人的时候，也有过废寝忘食攻读法律书籍，竭力从一个法律门外汉，到熟练运用法律的专业人士的经历。这些经历让我尝遍了酸甜苦辣的滋味。

公诉人，这个代表国家的名字，伴随了我30年的职业生涯。

这样一个崇高的身份，一直成为我不敢懈怠的动力！也正是这样的身份，推动着我在公诉的舞台上不断展露我与生俱来的潜质和能力。勤于思考、执着较真的性格，为我在公诉席上善于攻守互动、以攻为主的风格提供了良好的心理素质；能言善辩、伶牙俐齿、流利的普通话和柔美的嗓音为我成为优秀公诉人提供了锦上添花的便利。无论是震惊中外的重大案件，还是市井百姓之间的邻里纠纷、民事案件；无论是专业深奥的经济类犯罪案件，还是普通的偷盗案件，作为公诉人的我，在法庭上的表现都是一样的精彩。

于是我习以为常地认为这个符号就是我，我就是这个符号。

我习惯了为每个案子据理力争，习惯了闷在屋子里写出一针见血的答辩意见的刺激感，陶醉在分析案情、寻找辩点时肾上腺素急速上升的感觉中。

每次出庭，我身体中的无数细胞都在翻滚跳跃，刺激着大脑的每一根神经。在法庭上静与动的跌宕之间，我的思维不停跳跃，就像在大海里驾驭扬帆起伏的舢板一样让人刺激和兴奋。起伏跌宕的心理落差，练就了我处变不惊的职业习惯。

我习惯了在激烈的思维变换中思考问题，习惯了用严谨的语句表达问题，更习惯了在表达中的情感渗透和对冲。也许正是这样与众不同的"职业习惯"，我在参与社会活动中，也会情不自禁地露出"公诉"的职业特质，在与朋友的嘻哈谈笑中会因善于捕捉对方的"漏洞"而屡屡占上风，甚至在梦乡里也会常常义正词严地发表颇具逻辑的"公诉词"，扰得丈夫不得不推醒我，打断我梦中的精彩演讲。

正是这样的我，与孩子交流时，一本正经地"说教"，使得母子间的沟通少了幽默、调侃和风趣。跟丈夫谈天论地时，只要涉及法律话题，我的专家身份一跃而出，仿佛只有法律术语成串，才能把话题深入下去，然而此时的谈话氛围已经变得索然无趣。

在追求无尽美德之时，我似乎忘记了"度"，忘记了对世事无常的敬畏。我们应当享受美好，追求成功，但绝不沉迷其中。因为所有的执着与贪念只能让我们更加悲观和焦虑。

罗曼·罗兰说过：真正的勇气是知道生活的真相，却仍然热爱生活。于是，我做出了一个重大决定，就是在我满30年工龄时，申请提前退休。

换一种活法

提前退休了的我，一改过去职场上叱咤风云的形象，尝试着换种方式生活，比如过过如小女孩般的生活。

对于抑郁症病人而言，生活的规律性很重要。当治疗进入恢复期后，一定要保证自己有规律地作息：按时起床、进餐，安排好运动、娱乐时间，避免整天待在家中将自己"封闭"起来。此外，还要调节心态，使生活充满情趣，既增强治病信心，又提高生活质量。

以前在单位上，我多从事管理性的工作，每天看似忙碌，但实际上深度工作的时间并不长。如今，我把要做的事情按事物的类型进行分类，每天要做不同性质的各种深度工作。

根据卡尔·纽波特在《深度工作》中的说法，深度工作指的是在无干扰的状态下专注进行职业活动，使人的认知能力达到极限。比如，我每天练习书法的时间平均在3小时以上，做瑜伽功课的时间在1小时以

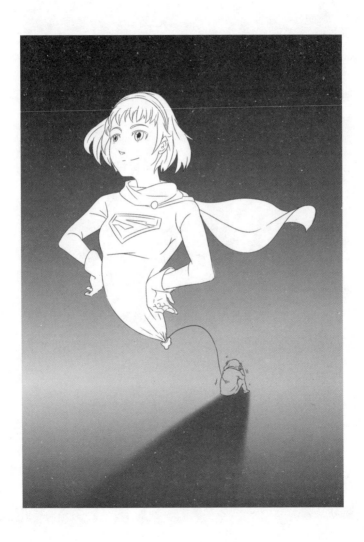

上，写作的时间在 2 小时以上，运动的时间为 1 小时，剩余的时间就留给肤浅工作，比如上网、买菜、整理房间，等等。

就这样，我的思维和身体在动与静中、在理性和感性之间穿梭。

看看我的固定作息时间吧：

7:00　洗漱、听书

8:00　练瑜伽、喝茶

9:00　吃早饭、收拾花草、整理房间

10:00　买菜或者练习书法

12:00　吃午饭、午休

14:00　练习书法

16:00　跳舞或其他事务（除晚饭外，这一时段可持续到 19:00）

17:00　吃晚饭

20:00　健步走（1 小时走 1 万余步）

21：00　玩网游、看书、练书法

23：00　睡觉

这是我每天固定的时间表。有时，也会有临时性的琐事穿插其中。此外，每年我给自己安排 2~3 次外出旅行，每次在 20 天左右。每当放空自己后，重新回到生活中，我会倍加珍惜当下。

翻开当时的日记，美丽的心情如电影般浮现……

为生命卸妆

2014 年 6 月 26 日　　　　　【日记】

　　人在生活里行走，总要主动或被动地给生命"化妆"。尤其是在职场里打拼的人们，更要在财富、地位、荣誉、身份、头衔等方面注入分量，这就是生命的"彩妆"。为了这份"彩妆"，有的人忘记了自我，有的人背弃了良知，甚至有的人不惜铤而走险、以身试法……当然也有很多的人，承载着这份"彩妆"，完美地走完了一生。

　　人生就像一只能量无比巨大的诺亚方舟，在这里，灯红酒绿、纸醉金迷，逢迎拍马、锱铢必较都成为过往常客。很多人常常悲叹世态炎凉、人情冷暖；常常斥责那些人走茶凉的小人伎俩。

　　这是谁之过错呢？《心经》曰："心无挂碍，无挂碍故，无有恐怖，远离颠倒梦想，究竟涅槃。"在这艘诺亚方舟上，固然有"世态好个炎凉"的一面，可正如一枚硬币必然会有两面一样，方舟的另一面就在你的内心，是何等风华之貌，且看你给自己的心灵注入了什么。再伟大的人总有铅华洗净的那一天。因为你习惯了那个容颜幻彩的自己，听惯了别人对你的奉承和虚伪，或者说你仍然期待这些妆彩继续留在脸上，所以，你才不忍面对那个素面朝天的自己，不敢面对赤条条的生命原体，发出"人情真是冷暖"的哀嚎。

　　多数的人们都信奉这样的信条，仿佛只有不断地往生命里添砖加瓦，才是人生的意义。请千万不要忘记，上天是公平的。有时候，他们把你捧得越高，等你摔下来的时候一定就更疼。

人生如戏，走上舞台时，人们总要化装，因为大家都想把最好的一面展现给别人。而当曲终剧散时，演员们要做的第一件事就是卸妆，卸得越彻底，油彩对皮肤的伤害就越小。

人生需要化妆，但是最重要的是卸妆。化妆后的自己虽然美丽，但那不是真实的自己。给生命卸妆，更多的是倾听自己内心的声音，清除扰乱内心安静的垃圾，给蒙尘的心灵来一次别开生面的洗礼。

爱在延续

日本电影《丈夫患上抑郁症》中，女主角晴子的话始终在我的耳边回响："这个瓶子虽然只是玻璃瓶，正因为没有破碎今天才会在这里。也就是说，没有破碎就是其价值所在……"

是啊！我感恩我的父母给了我生命，让我来到这个世上风风火火走上一遭。为人女、为人妻、为人母、为人同事、为人学生、为人老师、为人领导、为人下属……各种角色的尝试，各有各的精彩。唯有人生，才能有如此的体验。这就是我这一生的价值！

感恩抑郁，让我在人生中年时期与它相遇。曾经的恐惧、病耻、不甘、绝望，几经沉沦跌宕，与死神擦肩而过。慢慢地，我不再恐惧了，我逐步接受了这个现实，不再抵抗，却未妥协，而是学着与病魔和平相处。我不再为自己患上这个疾病而羞于启齿。

我开始大胆地走进医院，并办理了"特殊疾病"的医保证明。为了更好地接受治疗和安心休养，我向组织上提出了辞去某区检察院检察长、党组书记的辞呈。当我卸下"生命的彩妆"之后，我才发现，原来抑郁带给我的不仅仅是痛苦，它还教会了我换个角度看待问题，教会我不再贪恋过往。

果然，天还是那样的天，还是那样的空气，还是那株野花，在昨天的我的眼里全是黑暗、是恶魔，而今天，它的芬芳、它的清新和它的婀娜又展现在了我的面前。

一个原来的我、真实的我又回来了。

虽然我还会不时地被那恶魔带进无底深渊，还会在某段日子里夜不能寐、食不甘味，还会在某个清晨面对天空独自伤感、流泪，但是，我不再害怕，更不恐惧，我会对自己说：来吧！来吧！虽然现在我很难受，但明天我就会好的！我臣服，我接受，我展开双臂拥抱你！

就在我人生迈入第54个年头时，家里添丁进口了，新的生命预示着新的希望，新的家庭结构预示着这个家族的兴旺发达。现摘取一则日记祝贺我的重生。

年夜饭

——记孙子家君的首个除夕夜

【日记】

2018年除夕夜

今天是除夕，又谅年三十。早在一个月前，我就打定主意做一顿属于自己的年夜饭。

仿佛就在昨天，我还绕在母亲的膝畔，翘首盼望年三十的年夜饭。不知怎么的，年过半百的我，记忆总是定格在蹒跚学步的年龄。

那个时候，年夜饭是母亲的。

从采购到沈濯再到端上饭桌，每一道工序都是母亲一个人操持的。

吃过饭，我还会煞有介事地等着拿"压岁钱"。

我们小时候，父母在年夜饭上的分工正如"小葱拌豆腐一清二白"，妈妈管做饭，爸爸管给"压岁钱"。

虽然，小时候父亲跟我们不十分亲近，但是，每年的大年三十，父亲从不会忘记给我们"压岁钱"。

"五角钱"的红包已经让我们兴奋得彻夜难眠，并期待下一次过年。

到我结婚后，父亲的"压岁钱"早就是为外孙们准备的了，而年夜饭仍然是母亲的专刊。

母亲面朝灶台、背对着镜头的照片一年更替一年，母亲的身板也随着年轮在一点点萎缩，但年夜饭的香气，从母亲的手指间，年复一年地溢出，萦绕在我的脑海里，挥之不去。

今年除夕是孙子家君降临的第一个除夕。我要为自己、为这个家开启属于我的、属于这个家庭的年夜饭。

关于除夕，流传最广的传说就是：古时候有个凶恶的怪兽叫夕，每到岁末便出来害人，后来，人们知道夕最怕红色和声响，于是年三十晚上，家家户户都贴红春联、燃放爆竹，来驱除夕兽，以求新的一年安宁。所以年三十晚上便称为除夕了。

除夕夜，孙子家君来到刘家接近6个月了。以前，母亲替我们"除夕"，为我们做年夜饭，保佑全家和美幸福。如今，84岁的老母，虽然精神矍铄，但是，除夕年夜饭对她来说太沉重了。从今天起我接过了接力棒，为子嗣家族担负起除夕降魔的责任。

记得小时候，每次年夜饭后，母亲总会自言自语地总结，今天的菜，哪道味好，哪道差点味，哪道还应该再稍微炖一下……我们一边吮着指头，一边把妈妈的唠叨抛之脑后。

而今天，我也情不自禁地一边涮刷着碗筷，一边跟儿媳唠叨着："我给今天的年夜饭打80分。"儿媳笑着说："妈妈好谦虚，打90分吧！"我说："等着明年再努力吧！"

这一刻，我突然理解了母亲当年总是不断地问我们，哪道菜好吃、为什么不多吃点的唠叨了。因为，在每一道工序里都渗进了母亲的爱和希望。

儿媳问我："妈妈这样做都是姥姥教的吗？"
我说："爱教会了一切！"
每个做母亲的都会无师自通。

附录1　请对患抑郁症的家人如是说

当一个家庭里出现抑郁症病人时，难受的除了病人本人外，还有家人。这个病不像那些看得见的躯体疾病，在当前较为发达的医学手段下，病人或者家属可以直观看到病程的进展，又或者病人的病痛是大家能够理解和感同身受的。抑郁症，这只隐形的"黑狗"，如影随形地吞噬着病人的神经，可旁人看不见摸不着，更无法体会病人的感受。许多抑郁症患者家属并不知道该怎样面对已经罹患抑郁症的亲人，甚至往往因为亲之过切，反而在无知中伤害到了病人。

"五不要"

1.不要试图劝抑郁症患者振作起来。因为他实在做不到，他的身体已经不受支配。

2.不要告诉他，这一切都是他想象出来的，因为对于他来说，这都是真实的感受。

3.不要指责，因为抑郁症病人很敏感，一点点的指责和埋怨，可能就会致使他陷入绝望的深渊。

4.不要暗示他必须为自己的心理状况负责，这样会增加他的负罪感，认为自己的所作所为会给别人带来麻烦。

5.不要强迫他做暂时不愿意做的事，比如，"出去走走吧""打起精神来"……

"十不说"

第一句　好多人还不如你

当面对抑郁症病人喋喋不休地抱怨自己生活得很失败时，你却说："哎呀，你又在庸人自扰了。还有好多人不如你呢！"

这样的劝说只能加剧病人的痛苦和烦恼。因为对正在病中的抑郁者而言，别人的痛苦减轻不了自己眼下的痛苦。正如感冒发烧时，不会因为想到别人也会感冒发烧就减轻了此刻的症状。所以，恰当的安慰可以是："我很理解你此刻的痛苦，我能帮上你什么呢?"

第二句　明天就会好起来

当面对抑郁症患者的懒散、无望状态时，请不要说：明天你或许会好起来。因为，在抑郁症患者的心里，他已经无数次地尝试着好起来，但是都失败了。所以这样的痛苦，不可能在一夜之中消失。恰当的安慰可以是："不着急，慢慢来，我会一直陪着你度过!"

第三句　生活原本就不公平

当抑郁症患者向你诉说生活对他太不公平时，请千万不要用"生活原本就不公平"这样的哲学判断去试图为他打气，更不能不厌其烦地举出无数实例来佐证。因为你越是这样，病人心里越是纠结，反而会使他放弃努力，甚至想结束生命。

抑郁症患者所抱怨的"不公平"，只是内心的一种病态表现，一种对外界存在的错误感知。此刻，他的负面情绪，要么是不真实的，要么是被叠加放大的。这种负面的感觉，只是一种倾泻的外在表象。在他的理智的世界里，也清楚地知道你说的那些都是真理，但是此刻他就是不愿意接受或者承认。请不要试图在这个时候去说服他。与其这样强势地说服他，不如说："你这样说我也觉得很难过，让我们一起战胜它好吗？"这样或许还能唤醒抑郁症病人心底里残存的坚强。

第四句　你必须面对

这样说等于在批评他做得不够好，无形中又在给抑郁症患者已经很脆弱的神经再添压力。如果你是他的家人（配偶或者父母），病人甚至会理解为你有责怪他的意思，反而会加剧病人内心的反感或烦躁，甚至加重焦虑。

你不如说："你不是一个人，我们会一直支持你！"理解永远是抑郁症患者最好的良药。当我面对心理医生时，会不自觉地委屈地流泪，就是一种久违的"恰逢知己"的感动。你的善解人意是抑郁症患者战胜抑郁的强有力的助推器。此刻，不需要你做什么，同情、关爱、理解就是最大的帮助！

第五句　生活还会继续，明天会更好

重度抑郁症患者往往有轻生的念头，有的甚至有自杀的举动。此刻，你千万不要说"生活还会继续，明天会更好"，因为对于重度抑郁症患者而言，他们早已没有信心拖到明天，才会有这样绝望的想法。你这样说无疑在说他们无病呻吟。所以，恰当的安慰可以是："你的生活里还有很多美好的东西呢！我愿意陪你一起去发现它。"或者，你可以说"你的孩子还需要你培养（你的父母离不开你）"等可以唤醒他们责任心的话。

第六句　你太自私了

千万不要对抑郁症患者做道德评价，此时他已经很难受了。如果你再对他有过高的道德要求就相当于在扼杀他生的权利。此时他的一切症状都是真实的，不是捏造，更不是无病呻吟。所以请像理解感冒病人周身酸痛的痛苦那般去理解他此刻的病态。

第七句　你有什么可抑郁的

如果周边的亲友患上抑郁症，千万不要以常人眼中的"物质标准"去衡量他该不该抑郁。在抑郁症病人那里"抑郁"是个"动词"，因为他的神经无时无刻不在受着抑郁的侵扰。

很多抑郁症病人的周围并没有发生巨大的灾难性的变化，甚至有很多人在外人眼里是个衣食无忧的"幸运儿"，但是，抑郁在他们身上就那么发生了。所以当科学还没有找到抑郁症产生的真正原因时，请不要轻易给抑郁症病人下"无病呻吟"的结论。

第八句 出去活动下

对于重度抑郁患者而言，这一要求无异于在要他的命。正如我前文所述的症状，一个重度抑郁患者浑身上下没有丝毫力气，就连基本的生活起居都不能自理，这时让他们走出去，实则是在难为他们。也许此时的他们连反驳的力气都没有，但他们会很反感你"自以为是"的建议。这时你不妨试着启发他们的责任心，比如说："我想出去走路，但又缺个伴，你愿意陪我吗？"

第九句 每个人都得面对生活里的糟糕事，为什么你就不行

这也是一句指责他们的话。要知道，对一个病人而言，对他们的任何指责都是无益的。不能应付生活中的糟糕事，这本身就是结果，而不是他们有意去选择的。因为，抑郁是不可选择的，抑郁患者自己也很无奈。恰当的安慰可以是："我看出来了，你的确很努

力了，我愿意继续帮你!"

第十句　坚强一点

抑郁会让任何人感到脆弱。实际上，他此刻的神经也的确很脆弱。这绝不是以外表而论，也不是以以往的种种坚强的表现而论。当抑郁来时，抑郁症患者所面临的是神经受到秋风扫落叶般的摧残。这时，要求抑郁症患者以意志力去战胜它，似乎有违人性，更不能从意志力或者品格上去责难他们，这样甚至会让他们丧失战胜抑郁的勇气。

抑郁症患者的家人还应当避免以下情形：

一忌：缺乏耐心

二忌：单纯依赖于药物

在抑郁症的治疗中，药物发挥着重要而积极的作用，是治疗不可缺少的关键措施。但是，患者绝不可单纯依靠药物而忽视生活和心理方面的调理。针对抑郁症的治疗措施应当是综合性的，包括生活、心理和药物的共同作用，这样才能取得事半功倍的良好效果。

三忌：对于抗抑郁药的顾虑过多

附录 2　病友摘录

　　我几次决意放弃已经写了的书稿，因为写作的过程会强迫我回忆病痛，就像不断揭开结痂的伤口一样。在提笔写作的过程中，我时常受到抑郁情绪的侵扰，时而乏力无助，时而恐惧悲伤，虽然我会不断告诫自己，这是"黑狗"在作怪，但是情绪的严重低落，使我难以激发大脑活力。

　　就在封笔两年多的时间里，我周围许多亲友都罹患了抑郁症或其他精神心理疾病。当我看到被病情困扰的亲友们，因为对此病的无知而产生恐惧、无助和痛苦时，我的责任心又再次升腾。

　　以下是我亲自陪伴着从抑郁状态中走出的病友经历。在征得他们的同意后，我将他们的患病过程简要记录下来，以期使那些初染此病的患者感受到群体的力量，从而不再恐惧、淡定接受、积极治疗。

理性地走出阴影
我的丈夫，56岁，私企老板

我的丈夫曾有30余年的烟龄，算起来，他在上高中的时候，就开始尝试抽烟。就在我的丈夫即将50岁的时候，突然有一天，他决定"戒烟"了。他的这一决定，当然得到全家人的积极拥护。接着，毅然决然的他，带上书和生词卡片（自学英语），离家专心戒烟。

然而，这个戒烟的代价是他当初所没有预想到的。

我似乎预感到有什么不测在等待着我，只是不知道会以什么方式到来。

丈夫戒烟回来后，一开始各方面的表现都还正常，但是渐渐地，他开始出现睡眠问题。一开始是早醒，但原本就有半夜醒来习惯的他，只要稍微调整下又能继续入睡，所以没有引起太大的警觉。可随后这种情况如潮水般来势凶猛。他醒来的次数逐渐增多，再次入睡的时间相隔也越来越长，直到通宵不能入睡。

我开始紧张了。

每天晚上我会在他鼾声均匀后自己再吃药入睡（我必须靠药物维持睡眠）。然后，我中途会突然醒来，发现起居室的灯光亮着……

这样一来，一个人的失眠变成了两个人的。

一个礼拜后的一次早餐中，满面愁容的他，坐在桌前没有丝毫食欲。食物在他的手中拿起来又放下。他捧着粥碗，如吞中药般的煎熬，已经全无进食的快乐感。

在连续一个多礼拜的食欲减退的同时，他的情绪也严重低落，接着又出现了明显的生理表现：心跳加快、呼吸急促。我劝他不要再硬扛了，去医院找 J 医生吧。

医生和他见面后，照例为他做了一系列的身体主要器官的检查，如心、肺、胃等全套检查，结果血液生化并无器质性病变。接着医生为他做了抑郁和焦虑的相关测试，结论是"轻度"。

J医生建议他吃阿普唑仑片（缓解焦虑）和百忧解（1/2片/日）。

用药后，他的焦虑症状逐渐缓解，但睡眠问题仍在持续。

吃抗抑郁或焦虑药物的患者都有一个通病，就是"心理抵触"，我丈夫也毫无例外。他总是在药物上"偷工减料"，吃吃停停，因此他也无一例外地让问题反复发作。第二次发作后，医生给他增加了再普乐（1/6片/日），并提高百忧解的用量（1片/日）。在他又吃了近2个月后，焦虑症状趋于消退。此时我让他找到J医生，指导减量。减少一半药量后，他又继续服用了2个月，随后医生同意他只服用阿普唑仑片（每晚睡前服半片）。这样又持续了2个月，医生说可以停药了。

在他接受心理治疗的日子里，我几经犹豫是否让他复吸香烟。我猜如果让他重新吸烟后，以上的症状很有可能不治而愈。但这岂不是得不偿失？

如今，我丈夫已经戒烟3年，没有复吸，情绪症状也逐渐消除了。

写我丈夫的例子，就是想要告诉读者，情绪问题无处不在，是一个每个人都有可能得的病。目前有研究认为，抑郁症是一种自限性疾病。比如，感冒就是典型的自限性疾病。通俗地说，就是不治疗靠自身免疫就可痊愈的疾病。但正如感冒后不对症治疗，有可能引起其他感染或者疾病一样，由于抑郁症会给患者带来躯体上和心理上的各种不适，单纯依靠人的意志力去对抗它，难度是非常大，也是不必要的。因此，我作为病人，还是建议有同样问题的患者及时对症治疗，这样才可逐渐恢复，直至痊愈。

一次成功的病友互动
J，女，50岁，银行高管

就在昨天，我在家里接待了正受着抑郁和焦虑煎熬的朋友J。

我听到从电话那头传来的急促、已经变了声调的声音："璐璐，你看病的那家医院在哪里呢？我要去看病！"

我知道她是在问我看抑郁症的医院。

"你现在在哪里呢？"

"我在开车的途中。"她的语调稍微平缓些了。

我告诉了她医院地址和医生电话，并叮咛她小心开车。

几分钟后，电话又来了。

"医院已经没有号了，我约了下次挂号的时间。"她的语气中有些失望和沮丧。

"你干脆来我家，好吗？"我试着问。因为我知道，很多抑郁症病人是不愿意见人的，他们会觉得是一种负担。

"好，把定位发给我！"

没想到，她如此痛快。

当我见到 J 的时候，一张潮红的脸映在眼前。这种浮在脸颊上的潮红，在焦虑病人中很常见（凭借我的经验）。

进屋后，我安顿她坐在沙发上，然后有意放慢说话节奏，比如，问她是否上洗手间，喝茶还是吃水果，要不要湿纸巾……她却难以安坐，不时地起身、坐下，再起身、再坐下。

她嘴里喋喋不休地说："我昨晚一夜没睡，你看我的黑眼圈……"还未等我看完，她又说："你看我的眼袋是不是很明显？"

"你摸我的脉搏是不是跳得很快？"

"我的喉咙怎么总是有东西堵着？"

……

这期间一直是她在说话，我静静地听着。

我趁她从卫生间出来之机抢占了话题。

"我给你吃点药好不？"

她愣了一下，趁她还没有接上话时，我说："这是抗焦虑的，可以作为焦虑症的应急药！"

为了让她相信，我有意强调："我每天晚上都要吃一粒呢！"

我把药名给她看。

她喃喃地说："你每天都吃呀？"

我说："我今天只是给你先吃半粒看看。"

感谢老天爷，她很勇敢，也很听话，果断地吞下了半粒"阿普唑仑"！（如果我的主治医生知道我的这个大胆的做法，肯定会揍我的。在这里，我也郑重地向大家表态：这的确是一个疯狂的举动，请不要模仿。）

待她吞下药后，我开始煮白茶。因为煮茶的过程有点烦琐，我有意借此分散她的注意力，便跟她闲聊关于白茶养生功效方面的话题。

其间，我发现她的神经随着聊茶的话题，渐渐稳定。

大约半个小时后，明显感到她平静了许多，说话的音调降了，像是脱缰的野马被抓住了缰绳一样，受到了控制。

我告诉她必须去医院找专业医生诊断并严格遵循医嘱吃药。

朋友很听话，依着预约的时间去看了医生。

医生给她下的诊断结论是："焦虑症（中度）"，医嘱是服用"草酸艾司西酞普兰片"。

一个月之后，我询问J用药后的状况，她喜悦地告诉我："自从用药后，明显感到身体的自主性强了许多。"

"自主性？"这个名词我还第一次听说。

"嗯，我明显感觉自己能够控制自己了。心里面也高兴些了，没有那么烦乱了，而且情绪也积极乐观了。"她继续补充道。

"晚上睡觉呢?"我问。

"晚上入睡还是很慢。吃过药后要等一个小时左右才有困意。"

"那你就早点把药吃了吧。"我建议着。

这次谈话结束，我深深地舒了一口气。

又一个勇敢者开始尝试着逃离苦海了。

不过，J在服药的过程中出现了擅自停药，因此也未能幸免地出现过复发。

毫无病耻感的病友互动

LJ，女，40岁，自由职业者

LJ是个柔弱、略带忧郁的女生，我总开玩笑说她的基因中一定带有抑郁因子。有一天，她突然告诉我，她已经连续20多天早醒，或者根本无法入睡了。从她苍白又无光泽的面容上，我初步判定她多半是被"黑狗"缠上了。

我照例推荐她去找J医生。

半天后，LJ给我打来电话，说已经从医院回家了。医生对她的诊断是"焦虑症"，并且开了"米氮平"。一周左右，LJ又打来电话说，吃了"米氮平"，出现双腿下肢肿胀，并且全身皮肤瘙痒的状况，焦虑情绪爆棚。

我让她再去医院找J医生换种药，这种情况很有可能是药物副作用。

当前，抗抑郁或抗焦虑的药物已经发展了很多代了了。对个体而言，因为个体差异，即使诊断的结论相同，适用的药物却可能完全不一样。医生也是在不断试错的过程中找到适合患者的药物。

有关这一点，张进在《渡过：抑郁症治愈笔记》一书中如是说："至今，抗抑郁症药物不断改进，已经发展了很多代了。比如，单一作用于5-羟色胺的一类药是SSRIs系列，包括六种药，其中最常见的就是百忧解；单一作用于去甲肾上腺素的称为NE系列，比如瑞波西汀；单一作用于多巴胺的是DA系列，比如非他酮；还有双重作用于5-羟色胺和去甲肾上腺素的是SNRI类，如文拉法辛；还有去甲肾上腺素及特异性5-羟色胺抗抑郁药，叫NaSSA，如米氮平，等等。总共有几十种药。"

关于治疗抑郁症药物的效果，病友张进这样说："抑郁症的一大特点是特质性，临床表现也有多种变异性；不同的药，药物特点有差别；同一种药，用在不同的病人身上，反应也有差别。所以临床医生选药是有难度的，既要把握某一种药的药性，又能合理评估它对病人的效果。"

LJ很听话，立刻找到J医生反映了这一药物副反应。医生当即让她停吃此药，改为"阿米替林片"。用药后，LJ的上述副反应逐步消失，失眠情况也大有缓解。

随着治疗的继续，LJ的另外一种躯体症状——多发性心脏早搏，又接踵而至。一次她在驾车外出途中，突感心脏急促紧缩，濒临窒息。她立即将车打上双闪，停于路边，向交警求救。随后120急救车送她至医院抢救。

经24小时动态心电图"抓捕"到的3万多次的心脏早搏，引来医生们的高度关注。心脏内科医生建议她立即做"心脏射频消融手术"，并称如果不做随时可能出现心脏骤停，危及生命。

LJ又给我打来电话。电话那头，她紧张的情绪仿佛可把电话线掐断一般。

"以前虽然我有过类似的早搏，但是都没有这次这么严重！"

　　我安慰着她，然后语气平缓地问她："医生有没有说你的心脏大小是否正常？"她回答说："心脏形状在超声检测下，显示是正常的。"听到这，我的心稍微放下了一些。

　　因为我曾经也出现过类似症状。有经验的医生最后让我不去管它，继续接受精神科药物治疗，并说过一段时间后，症状会自然消退。当然后来还有不同程度的反复，每当这时我都会告诉自己，又是"黑狗"在作怪了。

　　我提醒LJ："你要把自己的焦虑症病史告诉医生，请他们综合诊断，必要时请他们找精神科医生会诊。另外，心脏手术要谨慎。"

　　没过几天，LJ出院了，没有做心脏手术，继续服用"阿米替林"。

　　就在写这段故事的时候，我再次与LJ通话，询问她的心脏的最近状况。得到的答复是，她已经在医生的指导下停药有半年多了，身体各方面指征都很好，心脏也没有出现早搏现象了。

受到知识的限制，常人往往会认为，精神科药物有很大的副作用，用多了会"伤害脑子"。我曾经就是其中最典型的人之一。也有很多人认为，轻度抑郁最好不用药，要用也最好是偶尔用用，不可多用，更不可长期服药。这也是一种错误的认识。正确的做法是，患者应当与医生保持密切联系，如实告诉他们自己的所有不适，以便医生们尽可能早地找到适用于你身体病症的药物。患者还应在医生的指导下合理使用精神科药物，坚持足够的疗程，这样对病的治疗有效，对保持自身的生活质量也有益。

正如我在前文中所说的，我不幸患上了抑郁症，又幸运地适合"百忧解"的治疗，它始终对我起着保护和支持的作用。至今我都在坚持服用药物，只是在药量上，我会在医生的指导下根据病情做调整。

最心痛的一次病友互动
LQ，男，50岁，私企老板

LQ是个建筑安装行业的民营企业老板，手下的核心员工团队有百余号人。在目前市场竞争和社会转型的大背景下，企业的生存压力是可以想象的。

有一天，我突然接到LQ的电话。电话通后，电波的那一头，没有任何声音。我问："喂，喂，LQ，什么事？"

片刻之后，电话里传来模糊不清的低沉的声音：

"姐，我是LQ。"

"我知道啊，看见来电显示了，你怎么啦？"我越听越感觉不对劲，急切地问道。

"姐姐，我……"说着，他那已经带有哭声的腔调把电波震动得颤抖。

一个中年男人，要在怎样的痛苦下才会如此情绪失控呢？

　　冯正直博士在介绍美国心理学家詹姆斯和丹麦的生理学家兰格的"情绪外周理论"时说："情绪的产生是植物神经活动的产物。""詹姆斯认为，先有机体变化，而后才有情绪，兰格认为情绪是内脏活动的结果。"

　　由此，我觉得LQ此刻应是机体出现了异常，才会有如此强烈的情绪反应。

　　"不着急，慢慢说。"我有意放缓了语气。

　　"我已经有一个多礼拜没有睡觉了，我好想从楼上飞下去……"

　　"我理解你的痛苦，但是这种念头万万不可以有，你要有责任心，替身边的亲人多想想。"

　　我边安慰他，边想着怎么来稳定他的情绪。

　　我约他在家里见面，同时给他妻子也去了电话。

　　他的妻子在电话那头说，从加拿大回来后总是感觉他怪怪的。开始以为是倒时差的原因，但是现在已经过去 20 多天了，没想到越来越严重。

"我就说他心理负担太重，让他想开点。"

听到这里，我基本有了判断。一方面我请他妻子要多陪陪他，不要说太多的道理，更不要责怪他，只是默默地在他身边就好；另一方面，我也提醒她，要高度注意 LQ 最近的行踪，避免他单独待在一个地方。说到这里，我明显感到他的妻子一头雾水，但是，隔着电话，也说不太清楚。

晌午后，LQ 来到家里。乍一见到他，他分明像变了一个人，满脸的胡楂蓬松在蜡黄的脸上，暗灰色缺乏光泽的面部皮肤，像是被针头抽干了水分，皱皱巴巴的，与之前那个谈笑风生、诙谐调皮的"小哥"判若两人。

LQ 进门后，无法坐下来，不停地在原地走动，眼睛也不看我。整个人表现得萎靡和烦躁。

我问："自己开车来的吗?"

他不语。

我又问："中午吃饭了吗?"（当时是下午3点。）

他说："不想吃。"

我端出切好的水果和点心,劝他补充一点维生素,对缓解他现在的症状会有帮助。

在我的百般劝导下,LQ把一块水果放进嘴里,很不情愿地吞了下去。

鉴于我自己的病情体验,我知道对于正处在不良情绪状态下的人,不要去强迫他们做（或不做）什么,因为,此时的他们,自我调节意念的能力很低,更习惯于自己的惯常模式（俗称"钻牛角尖"）。虽然这种常态并不是正常状态,但不要强迫他。

看着耷拉着脑袋的LQ,我迅速地在脑子寻找着谈资。

"是不是睡不好觉?"

我主动挑起话题。

"我都有一个多礼拜每天晚上毫无睡意。"

说到这点，他的眼睛里稍微闪现出一丝表达的欲望，"一点睡意都没有！"担心我不理解，他又补充道。

"我非常理解没有睡意的痛苦！"

"烦躁又恐慌，数着时间盼天亮。"

我与他交流着病痛，仿佛在做身体SPA。

"对对，就是白天担心怕天黑，天黑又盼着天亮。黑压压的夜空会憋得我喘不过气！"

"你可以起来换个地方坐坐或者躺躺？或许你会感觉舒服些?"

我用自己的经验尝试着和他交流。

他摇着头不语。

"我成天担心会有什么不测降临，具体是什么我也说不清楚，反正就是担心。"LQ自言自语道。

"能告诉我最近有什么特别的事情发生了吗?"

"从加拿大回来时就睡不着了。开始还以为是调整时差的关系，后来，情绪上越来越不好，做什么事情都没有心情！"

"你知道，最近经济不景气，资金回笼很困难。"

……

"公司里的员工们都很努力。"

LQ还在语无伦次地絮叨，而我基本上找到诱因了。就是这个"倒时差"惹的祸！

"倒时差"对肝肾的损害最严重。

中医里，关于"抑郁症"在《素问·阴阳应象大论篇》有记载："人有五脏化五气，以生喜怒悲忧恐"。肝志在怒，心志在喜，脾志在思，肺志在悲，肾志在恐。冯正直博士说："抑郁症是临床上常见的情志病，原因往往是肝气郁结、肾精亏虚、脏腑气血功能失调、元神失养所致。"

当然，大家在这里也不必谈虎色变。在正常的情况下，人体会自动调节时差，一两天后，人就会自动适应外界的时差。但是如果恰巧遇到机体肝、肾状态不佳等不良因素集结，就会成为一种诱因，影响到精神和情绪。

我建议他去找 J 医生，在医生的指导下进行治疗。

在这里，我还要给大家普及一个小常识。轻型抑郁症经过科学合理的治疗，两周左右可使当事人情绪低落和乏力等症状得到明显改善，睡眠和食欲方面也会有所改善，但并不意味着已基本"好了"，而只是一种初期治疗结果。此时不可随意停药，否则会引起病情反复或使病情逐渐加重，增加日后的治疗难度。此外，随意停药还可能引起停药综合征的发生，增加患者痛苦，对健康更为不利。有关专家指出，轻型抑郁症的治疗周期亦应当坚持在一年以上。

所以，患者要保持平稳心态，既不要过于悲观失望，又不要盲目乐观，应正确看待治疗效果，保有信心和耐心，坚持长期科学合理的治疗。

激发我立即动笔写作的一次病友互动
JUN，男，17岁，高中学生

JUN 是一位刚满17岁的青春期少年，在某中学念高中二年级，成绩一直不错。父母也在翘首企盼他努力迈进常青藤盟校的好消息。突然有一天，我接到孩子父亲的电话，颤抖的声音里隐含着沮丧和无助。

"JUN 这是怎么啦？听同学说，这段时间他总是问同学，要从几层楼上跳下去才能摔死。"

"他最近很厌学，总是不想上学……"

我立即绷紧了神经，问了些孩子的具体症状，比如睡眠、情绪，等等。

"晚上几点睡不清楚，但是白天总是睡，睡着没睡着也不清楚，反正躺在床上不起来。"

"他总是唉声叹气，说不想上学了。"

对于这样的描述，虽然我得不出结论，但直觉应该不太正常。我让他立即带孩子到我这来，我要见见孩子。

初见孩子，他的气色还不错，只是眼神中带着游离和恍惚。我想也许是刚刚见面的缘故。

为了不引起孩子的反感，我漫不经心地和他谈天说地。聊天中，我发现他对我说的问题记住了后面忘记了前面，我总是要重复前面说过的话，他才能有反馈，而且有的时候还答非所问。

我问："最近学习忙不忙呢？"

他答："还好。"（其实他已经有好多天没有上学了。）

我又问："你的哪科成绩较好呢？"

他回答："理科。"（其实他已经连续很久在数理化测验中，成绩都不及格了。）

我接着问："好啊！那你想报考哪个专业呢？"

他回答："啊？……"（做出若有所思状。）

"其实我想做自己的事情……"JUN双手放在大腿间不断地揉搓，眼睛始终不看我，不与我交流。

"好啊！"我放松语气，"那你想做什么呢？"

JUN略显怯怯地说："开间网吧。"

"是现在还是等大学毕业呢？"

说到这里，他突然抬起头，坚定地问："为什么你们大人总是要安排我们的前途呢？"

我被这突兀的问话惊到了，噎了半天。"对不起，我可能没有表达清楚。"我赶紧缓和气氛。

"我的意思是，现在是你处在备战高考的关键时期。是现在就放弃这个备战吗？"我试着探问。

"只要条件具备，什么时候都可以开始。"他不直接回答我的问题，但是结论逐步清晰。

"那你有没有想过，网吧这个行业对青少年而言是好事还是坏事呢？"我换了一个问问题的角度。

JUN又答："这个问题我没有多想，反正又不是我们家的人去玩……"

说到这里，我们的谈话进入了僵局，我只得用轻松的口气说："先吃饭吧，肚子饿了。"

从以上的对话中，可以梳理出几个关键点，一是对话思路清晰，说明孩子的思维尚属正常；二是孩子的谈话情绪不高，有可能是没有聊到他感兴趣的话题；三是孩子的厌学情绪较重；四是防御心理较重。

我立刻打电话联系了自己熟悉的精神科教授，把以上情况复述给教授听。教授听罢，首先提醒我们不要激惹孩子，让他保持平静，同时让家人带孩子来医院面谈。

摆在我们面前的难题是如何劝孩子去医院，因为他根本不认为自己有病。

几经周折，孩子终于出现在教授面前。通过评估，诊断结论为"轻度抑郁"。

在药物干预下，孩子的情绪出现明显的变化，除了主动提出要去上学外，还经常主动与父母聊天。在学校，老师也反映 JUN 变化很大，主动跟同学们接近，同学们也都纷纷愿意接近他，他的社会交往能力在逐渐恢复。

一位勇敢又脆弱的病友

M，男，大学生，2019 年 4 月 9 日自杀身亡

M 是电子科技大学的学生（休学中），是一位喜欢穿女装的男生，爱好东方 Project、Hi-Fi、音乐、哲学……

以上自我介绍是 M 同学自告奋勇要求写下的。我之所以说他勇敢，一是他敢于面对疾病，积极地与病魔周旋。当他听说我在写一本关于抑郁症的书时，主动将自己在病中写的日记提供出来，希望能够帮助到更多人。二是他在治疗方式上很勇敢，28 次的电击治疗不是所有人都能够接受的。

摘自 M 的日记：地狱归来

"地狱归来"这个题目有一定的抄袭嫌疑，来自张进老师的《渡过：抑郁症治愈笔记》。这本书伴我度过了痛苦的时期，所以我很感谢这位作者。另外，我觉得这个题目完美地表达了我的心声，所以就借来用一用。地狱者，抑郁症也。从 2017 年 12 月 7 日确诊，到如今 4 月 17 日出院，本人在地狱走了一遭——经历过 3 次不成功的自杀、辗转 3 家医院的治疗、接受 28 次电休克治疗、无数次经颅磁刺激治疗以及吃过无数颗药，现在刚刚从地狱回来了。现在我给大家讲解一下地狱的风景，祝愿各位不要进去旅游，这绝对不是愉快的经历。不过如果有人误入的话，请联系我，我可以来客串导游。

首先，我来给各位大概讲解一下那边的风光。目前我们对抑郁症的认识发现它不只是心理疾病，还有生理致病因素，患上抑郁症绝对不是仅靠心理治疗能够解决的，需要药物来调节大脑里的神经递质。相信各位学过高中生物，前一个细胞的突触前膜将信息传递到下一个细胞，需要突触前膜释放神经递质，与突触后膜上的受体结合。对抑郁症患者来说，他们大脑里的神经递质因为各种各样的原因减少了。所以现在开发的抗抑郁药如SSRIs和SNRI类药物都是基于这个工作原理。这些抗抑郁药能有效阻抗上一个神经细胞对5-羟色胺或者去甲肾上腺素和5-羟色胺的重吸收，从而增加大脑里这两种神经递质的浓度，达到治疗抑郁症的效果。著名的百忧解（氟西汀）就是SSRIs类药（5-羟色胺再摄取抑制剂），而我服用的文拉法辛就是SNRI类药（5-羟色胺和去甲肾上腺素再摄取双重抑制剂）。如果怀疑自己得了抑郁症，一定要到专科医院或有精神科（心理卫生中心）的综合医院挂号检查。请记住：在疾病早期，时间就是生命啊！

再给大家讲讲我在地狱旅游的经历。进入大学，我发现自己做事没有动力，整天心情低落，整晚整晚地失眠，每天躺在床上感受到的是痛苦，一直想死。我整天躺在床上连游戏都不想玩，看窗外的一切都是灰的。我怀疑自己得了抑郁症，遂于医院就诊。医生对我的诊断是中度抑郁伴焦虑，给我开了百忧解、丁螺环酮（抗焦虑）、右佐匹克隆（安眠药）。之后我的病情越来越重，遂向辅导员请了两周的假。在这两周我完全失去了一个正常人的各种功能，虽饿但不想吃饭，虽困但睡不着觉，整天思维缓慢，明显觉得自己变傻了。我甚至因为太害怕而无法起来洗澡，但同时心里又知道洗澡其实没什么好怕的。洗澡这一件小事对我来说如同煎熬，如同耶稣受难一般，而且不敢洗澡让我觉得自己愚蠢无比、不配做一个人，觉得自己是个垃圾，并且浑身发臭。终于，我承受不住这样的煎熬，使出全身力气下床、穿衣、走下楼梯、骑上电单车、跑遍全成都找到了户外用品店。虽然每一步都是如此的艰难，但我还是购买了烧烤架和烧烤炭，到酒店开房准备"自绝于人民"。写下的遗书全篇都是道歉，先向父母亲人道歉：含辛茹苦把我养这么大，我却因为我自己的原因逃避了这些，但是我真的承受不了这样的痛苦了；其次向我最好的朋友们道歉：我很感谢你们对我的帮助，非常抱歉我不能偿还你们的帮助。

但是最终我还是没有勇气点燃炭，这让我更觉得自己是个傻瓜，想死却又没有勇气，却又害怕死亡带来的痛苦。我真是个垃圾，声称自己活不下去却又不敢自杀。而后我联系了辅导员，于是在昏昏沉沉间就休了学，开始了长达4个月的住院。

之后的日子是怎么度过的我已经记不太清楚了。一方面是因为抑郁症的影响，本身这个疾病就会导致大脑功能下降；另一方面是因为电休克：我在重庆的两家医院先后接受了28次电休克，也导致了我的记忆混乱。但是我还是记得我的另外两次自杀未遂：一次是在大足，吃下3盒硝苯地平（最后反胃又自己吐出来了）；一次是在家，趁着洗澡溜了出去，取了网上买的空针和氯化钾，再买了一瓶矿泉水自己配了氯化钾溶液准备注射到静脉里（最后因为针头太粗，自己太胖找不到血管没能打进去，反而使左手血管痛了两周）。在这两次自杀未遂中我获得了许多朋友的关心，在这里再次感谢各位的关心和帮助。

另外我还想提醒大家，重度抑郁症患者是很少能自杀的，因为他虽然有自杀的动机、自杀的计划，但是没有自杀的能力，因为那时候的人处于大脑一片空白，唯一剩下的就是单纯的痛苦（特别是我隔壁床的病友，整天躺在床上盯着天花板一动不动，人叫不理，吃饭要人喂，上厕所要盆子接，不然就不吃不喝，大小便在床上，属于"木僵"状态，根本不能下床、穿鞋、打开门、走出门、买药）；反而是在从中度抑郁向重度发展或者从重度好转的过程中，因为那个时候情绪依然相当坏，但是行为人还有自杀的能力。特别是好转的过程中，那时身体不能动的情况已经消失了，但是情绪没有一点好转，也是真的很绝望了，感觉自己治不好了（抗抑郁药物一般要 2～3 周才能起效），才会有计划地实施自杀。对这我的体会相当深，当时的我是使出全身的力气才能穿衣下床出门的，最后也是因为身体动不了才没能点炭的，而且也是在好转的过程中发生了第 2、3 次自杀。所以病友们千万不要在这时候放弃，曙光就在前方，千万不要倒在路上。

如今，我除了要吃一堆药（3 颗文拉法辛、6 颗律康、2 颗曲舍林、2 颗喹硫平），随身携带阿普唑仑（抗焦虑药）之外，自认为和正常人没有区别了，总算走出了地狱，其中的痛苦和煎熬难以给外人描述。如果有哪位想知道更具体的内容，推荐各位去看张进老师的《渡过：抑郁症治愈笔记》和《渡过 2：接纳是最好的治愈》，里面有更多的细节，描述了作者本人和许多患者的痛苦经历。

如今地狱归来，看着外面的春光，才会觉得世界是多么的美好。

再次警告各位，如果怀疑自己误入了地狱之门，请及时就医，并坚信自己能够走出来：吃药讲究一个足量足疗程，一般的抗精神病类药物起效至少需要2周。本人这种奇葩，文拉法辛起效花了3个月，之前承受着各种各样的副作用（体位性低血压、头晕、嗜睡）。千万不要自己停药。就算药物不行，也有电休克：绝大多数人电休克8～12次就完全可以治愈，就算是本人这样的奇葩，电休克28次也好了。就算电休克也不行，还有开颅手术可以解决。

总之，对我们现代医学要有足够的信心，千万不要给自己机会自杀：远离高处，交出财务免得给自己机会购买自杀用品，立刻通知家人时刻和他们待在一起。有些时候不能太相信自己，一定要做好预防措施避免给自己自杀机会。

　　附记：就在我们都觉得M能够接纳疾病、摆脱抑郁的困扰的时候，他却在第四次尝试自杀时身亡。在此保留他的日记，以表示我们这些生者对他的思念与致谢。

尾声

美国心理学家史培勒曾说过："抑郁症往往袭击最有抱负、最有创意、工作最认真的人。"也许这段话正符合我此刻的心情。

由于患病后的痛苦经历，我不想再让更多的人受到同样的伤害。正是因为从前如同末日般的生活，所以我更能懂得抑郁患者的痛苦与孤独。尤其是看到身边的人不断地被抑郁症侵扰，那种痛苦、恐惧、绝望的状态，以及社会对这个病缺乏认知的态度，让我下决心把自己走出抑郁、拥抱抑郁的经历写出来。

纵然这样的自我暴露过程需要勇气与担当，纵然有的时候我也无法走进部分病友的内心，但我依然努力地去做对多数病人，包括对我自己有价值的事情。

　　写作的过程是美好的。尤其是回忆童年的过往，我仿佛戴着玫瑰翻晒着自己的一生，让玫瑰的芬芳润泽着我的灵魂。我要感谢我的丈夫对我写作的倾情支持。我还记得他为了支持我写书的重大决定，悄悄送来的苹果笔记本电脑；在写作过程中，我的病情复发，周身疼痛难耐，丈夫有力的掌心不断为我敲打身体的痛点，驱赶病痛。我要感谢我的老领导亚姐的默默支持。自从我因病提前退休后，亚姐为了将"黑狗"拒之门外，带领包括我在内的姐妹们组建了舞蹈队。她对我的日常安排，除了跳舞外，几乎都是保持沉默甚至"不悦"，唯有写书这件事，她坚定地支持。正是有了亚姐的坚定态度，让我认识到这件事的必要性和重要程度。同时要感谢"病友集"中提到的病友们，是你们的勇敢和坦诚为我的书增添了可读性和现实性。还要感谢我的闺蜜朋友们的理解和耐心等待，没有因为我的拖延而影响你们对我的信任和支持！

　　最后，由于本书必须涉及一些有关抑郁症的医学知识和药物，纵然我十分谨慎地回避一些精神医学专业知识，但故事叙述本身却难以绕过，所以我要特别感谢加拿大英属哥伦比亚大学心理学系的刘昱甫、彭韵竹、吴锌童、杨晓莹同学的友情支持。要感谢你们对我本人的支持，同时更要感谢你们用自己的所学，为我的故事做出心理学方面的理论支持。同时，我也建议读者仅将我的病例作为参考，当自己或亲友遇到类似症状时，应及时去专科医院就诊，并按医嘱对症治疗。

　　综上，书中的文字可以驻笔，但是，书中的故事还要继续。

　　让抑郁在拥抱中柔软，让心灵在接受中放下。

　　感恩抑郁

　　让我更加珍惜健康

　　让我们在珍惜中修行

2018年5月7日（于丽江束河随缘客栈）